Taschenbücher Allgemeinmedizin

Pädiatrie

Pädiatrie

Von F. Lampert

Mit 10 Abbildungen

Springer-Verlag
Berlin Heidelberg New York 1982

Prof. Dr. med. Fritz Lampert
Leiter der Universitäts-Kinderpoliklinik
Feulgenstraße 12
6300 Gießen

ISBN-13: 978-3-540-11095-8   e-ISBN-13: 978-3-642-81728-1
DOI: 10.1007 / 978-3-642-81728-1

CIP-Kurztitelaufnahme der Deutschen Bibliothek.
Lampert, Fritz:
Pädiatrie / von F. Lampert. – Berlin ; Heidelberg ; New York : Springer, 1982.
(Taschenbücher Allgemeinmedizin).

Das Werk ist urheberrechtlich geschützt. Die dadurch begründeten Rechte, insbesondere die der Übersetzung, des Nachdruckes, der Entnahme von Abbildungen, der Funksendung, der Wiedergabe auf photomechanischem oder ähnlichem Wege und der Speicherung in Datenverarbeitungsanalgen bleiben, auch bei nur auszugsweiser Verwertung, vorbehalten.
Die Vergütungsansprüche des §54, Abs.2 UrhG werden durch die „Verwertungsgesellschaft Wort", München, wahrgenommen.
© Springer-Verlag Berlin Heidelberg 1982

Die Wiedergabe von Gebrauchsnamen, Handelsnamen, Warenbezeichnungen usw. in diesem Werk berechtigt auch ohne besondere Kennzeichnung nicht zu der Annahme, daß solche Namen im Sinne der Warenzeichen- und Markenschutz-Gesetzgebung als frei zu betrachten wären und daher von jedermann benutzt werden dürften.
Satz- und Bindearbeiten: Appl, Wemding
Druck: aprinta, Wemding
2121/543210

Meiner Frau Felicitas
in Liebe und Dankbarkeit gewidmet

„Ihr Kinder, seid gehorsam den Eltern in allen Dingen;
denn das ist dem Herrn gefällig.
Ihr Väter, erbittert eure Kinder nicht,
auf daß sie nicht scheu werden". (Kol. 3, 20, 21)

Inhalt

Einleitung XI

1 Pädiatrische Untersuchungstechnik 1
1.1 Wiegen und Messen 1
1.2 Tasten und Prüfen 6
1.3 Sehen und Hören 8
1.4 Augen, Ohren, Mund, After 9
1.5 Neurologische Untersuchung 9

2 Gesundheitsvorsorge 14
2.1 Neugeborene und Säuglinge 14
2.1.1. Bedrohliche Krankheitszeichen bei Neugeborenen . 14
2.1.2 Untersuchungen 16
2.1.3 Säuglingsernährung 17

2.2 Klein- und Schulkinder 21
2.2.1 Untersuchungen 25
2.2.2 Unfallverhütung 25

2.3 Adoleszenten 25
2.3.1 Hauptprobleme 27
2.3.2 Vorsorgeuntersuchung und Gesundheits-
      überwachung 27
2.3.3 Schädliche Angewohnheiten 27

3 Krankheiten und Probleme 29
3.1 Atemwegsinfektionen 29
3.1.1 Akute Nasopharyngitis (Schnupfen) 29
3.1.2 Akute Sinusitis 30
3.1.3 Akute Pharyngotonsillitis 31
3.1.4 Akute Otitis media 32
3.1.5 Kruppsyndrom 33

3.1.6	Akute Tracheobronchitis	35
3.1.7	Akute Bronchiolitis	36
3.1.8	Pneumonien	37
3.2	**Durchfall**	39
3.2.1	Akuter Durchfall	40
3.2.2	Chronischer Durchfall	41
3.3	**Bauchweh**	42
3.3.1	Akute Appendizitis	42
3.3.2	Lymphadenitis mesenterica	43
3.3.3	Yersinia-enterocolitica-Infektion	44
3.3.4	Differentialdiagnose der akuten Bauchschmerzen	44
3.3.5	Diffuse, chronisch-rezidivierende Bauchschmerzen	45
3.4	**Appetitmangel**	46
3.4.1	Untersuchungsgang	46
3.4.2	Differentialdiagnose	47
3.4.3	Eßzwang als Ursache der nicht organisch bedingten Essensverweigerung	48
3.4.4	Behandlung	49
3.5	**Erbrechen**	50
3.5.1	Differentialdiagnose	50
3.5.2	Therapiemaßnahmen	52
3.6	**Harnwegsinfektionen**	52
3.6.1	Definition	52
3.6.2	Klinisches Bild	53
3.6.3	Diagnose	53
3.6.4	Therapie	54
3.7	**Einnässen**	54
3.7.1	Definition, Pathogenese	54
3.7.2	Diagnostisches Vorgehen	55
3.7.3	Behandlung	56
3.8	**Hodenhochstand**	57
3.8.1	Definitionen	57
3.8.2	Behandlung	57

3.9	**Blässe**	58
3.9.1	Definition der Anämie	58
3.9.2	Anamnestische Hinweise für eine Anämie	60
3.9.3	Klinisches Bild bei Anämie	60
3.10	**Blutungen**	61
3.10.1	Definition	61
3.10.2	Anamnese	61
3.10.3	Klinisches Bild	62
3.10.4	Labordiagnose	63
3.10.5	Therapie	63
3.11	**Lymphknotenschwellungen**	63
3.11.1	Vorgehen	64
3.11.2	Differentialdiagnose	64
3.12	**Hautausschlag**	65
3.12.1	Differentialdiagnose der infektiösen Exantheme	65
3.12.2	Allergische Exantheme	65
3.13	**Hautkrankheiten**	67
3.13.1	Atopische Dermatitis	67
3.13.2	Seborrhoische Dermatitis	69
3.13.3	Windeldermatitis	70
3.13.4	Tinea capitis	70
3.13.5	Impetigo contagiosa	71
3.13.6	Skabies (Krätze)	71
3.13.7	Pediculosis capitis (Kopfläuse)	72
3.13.8	Hämangiome	72
3.14	**Kopfweh**	73
3.14.1	Häufigkeit	73
3.14.2	Einteilung	73
3.14.3	Diagnostisches Vorgehen	74
3.14.4	Differentialdiagnose von Kopfschmerzsyndromen	75
3.15	**Krampfanfälle**	77
3.15.1	Definition und Einteilung	77
3.15.2	Diagnostisches Vorgehen	79
3.15.3	Therapie – Allgemeinregeln	79
3.16	**Zerebralparese**	80
3.16.1	Definition und Häufigkeit	80

3.16.2 Klinisches Bild 81
3.16.3 Diagnose 81
3.16.4 Therapie 82

3.17 Asthma bronchiale 82
3.17.1 Definition, Pathogenese und Häufigkeit 82
3.17.2 Klinisches Bild 83
3.17.3 Diagnose 83
3.17.4 Therapie allgemein 84
3.17.5 Therapie speziell 84

3.18 Diabetes mellitus 85
3.18.1 Definition und Häufigkeit 85
3.18.2 Klinisches Bild 85
3.18.3 Therapie 86
3.18.4 Verlaufsbesonderheiten 87

3.19 Übergewicht 88
3.19.1 Häufigkeit, Bedeutung 88
3.19.2 Risikofaktoren 88
3.19.3 Diagnostisches Vorgehen 89
3.19.4 Behandlung 89

3.20 Kleinwuchs 90
3.20.1 Definition 90
3.20.2 Diagnostisches Vorgehen 91
3.20.3 Kleinwuchsformen 91

3.21 Seltene Befunde von diagnostischem Wert 93
3.21.1 Auffallende Gesichtsform 93
3.21.2 Seltene körperliche Befunde 93
3.21.3 Seltene Laborbefunde 95

Sachverzeichnis 97

Zeichenerklärung:
- ▶ diagnostische Angaben
- ■ Therapieangaben
- ● Laborangaben

Einleitung

Die Pädiatrie differenziert sich zunehmend einerseits in eine Intensivpädiatrie mit Gebieten wie Neonatologie, Kardiologie, Onkologie und Nephrologie, die meist höchst aufwendigen stationären Aufenthalt erfordern, und andererseits in eine Ambulanzpädiatrie, die es ermöglicht, dank der Fortschritte der Medizin, der Technik und der Zivilisation (Auto, Telefon) praktisch alle Krankheiten und Probleme und auch die immer wichtiger werdende Gesundheitsvorsorge ambulant in der Praxis zu betreiben.
Von der Ambulanzpädiatrie soll hier die Rede sein. Aber auch hier haben sich Probleme und Krankheiten gewandelt. Umweltveränderungen und „Kleinfamilien" haben eine „neue Morbidität" geschaffen, die sich zeigt in der Zunahme der Verhaltensstörungen und Erziehungsschwierigkeiten, in den Unfällen und den chronischen Behinderungen bzw. chronischen Krankheiten. Etwa 10% aller erkrankten Kinder sind heute chronisch krank. Behindert sind – ⅓ davon lernbehindert – etwa 2,5% eines Jahrgangs. Zunehmend wird der Kinder- und Jugendarzt auch durch die Adoleszenz gefordert mit ihren endokrinologischen, gynäkologischen, dermatologischen Veränderungen und emotionalen Problemen. Die Hauptmorbidität in der Praxis stellen jedoch nach wie vor die Infektionen der oberen Atemwege dar, also Schnupfen, Otitis, Pharyngitis, Bronchitis, und die Magen-Darm-Probleme beim Säugling. Die Hauptmortalität betraf früher die Infektionen; heute sind es im Kindesalter v. a. die Unfälle und die Krebskrankheiten. Die Sterblichkeit bei Kindern ist jedoch in Deutschland weiter zurückgegangen, von 258 je 100000 (1- bis 14jährige) im Jahre 1935 bis auf 43 je 100000 im Jahre 1976.
Im vorliegenden Büchlein wird versucht, aus der heutigen Praxissituation heraus häufige pädiatrische Probleme und Symptome zu beleuchten, Behandlungstips aufgrund eigener Erfahrungen zu beschreiben und hilfreiche Daten und Tabellen in die Hand zu geben. Auf Literaturangaben wurde bewußt verzichtet; dies Büchlein soll keine „wissenschaftliche Pädiatrie" darstellen. Neben der pädiatrischen Technik werden auch die verschiedenen Altersgruppen in ihrer Gesundheitsüberwachung herausgestellt, denn

immerhin überblickt der Kinderarzt noch den ganzen Menschen, und zwar den wachsenden, auch mit seinen Extremen, von dem 1 kg leichten Frühgeborenen bis zum 100 kg schweren adipösen Adoleszenten.

1 Pädiatrische Untersuchungstechnik

Während man die Vorgeschichte aufnimmt, bittet man die Mutter, das Kind völlig zu entkleiden. Dabei beobachtet man genau das Kind (Bewußtseinslage, Bewegungen) oder hört beim Säugling auf die Lautäußerungen (z. B. wohliges Grunzen, Brabbeln, hungriges Schreien, Lallen, schrilles Schreien). Unter beruhigenden Worten untersucht man dann zart und bedächtig jeden Körperteil. Keine Untersuchung darf ausgelassen werden, notfalls muß man sich mit freundlicher Gewalt durchsetzen. Man beginnt (mit sauberen und warmen Händen) bei den Beinen oder dem Bauch und hebt sich den unangenehmsten Schritt (Racheninspektion) für den Schluß auf. Es bewährt sich, stets nach einem *festliegenden Untersuchungsschema* mit dem Patienten immer in selber Lage (bei Rechtshändern z. B. Patientenkopf linker Hand) vorzugehen und jeden auffälligen Befund sofort schriftlich zu fixieren.

1.1 Wiegen und Messen

Kinder sind heranwachsende Menschen. Körpermeßwerte müssen stets mit den Normen des jeweiligen Lebensalters verglichen werden. Das genaue Alter (wie auch das Geschlecht) wird daher als erstes auf dem Krankenblatt notiert. Regelmäßige Messungen sind besonders über längere Zeitabschnitte aufschlußreich.

Körperlänge: Säuglinge werden in der Meßmulde gemessen; Klein- und Schulkinder mit der an der Wand befestigten und geeichten Meßlatte.

Körpergewicht: Säuglinge werden auf der Säuglingswaage gemessen. Jüngere Kleinkinder wiegt man evtl. mit der Mutter zusammen auf der Normalwaage, wonach das Gewicht der Mutter abgezogen wird.

▶ **Altersbeziehungen von Größe und Gewicht.** *Der Vergleich von Größe und Gewicht mit den jeweiligen Altersnormwerten (Wachstumsperzentilen) – ablesbar aus Abb. 1 und 2 – ist mit die wichtigste und empfindlichste Maßnahme zum Krankheitssieben (Screening)!* Das Mitteilen dieser Daten erzieht und beruhigt außerdem ungemein die Eltern hinsichtlich des normalen Wachstums und Gedeihens ihres Kindes. Die 50. Perzentile ist Ausdruck des mittleren Wachstumsverhaltens. Einzelmessungen geben zwar einen groben Hinweis, ob abnorm groß (über der 97er Perzentile) oder klein (unter der 3er Perzentile), ob zu dick oder

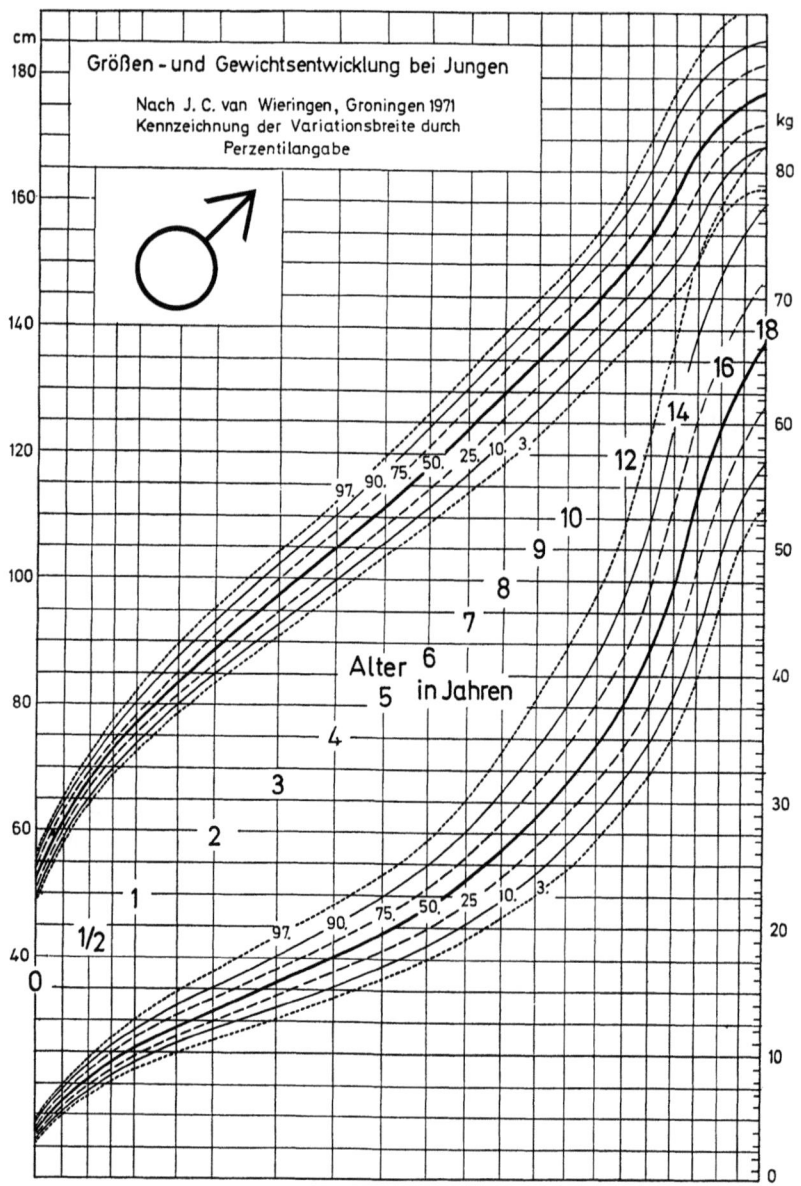

Abb. 1. Größen- und Gewichtsentwicklung bei Jungen; Größe oben, Gewicht unten. [Aus Harnack (1977) Kinderheilkunde. Springer, Berlin Heidelberg New York]

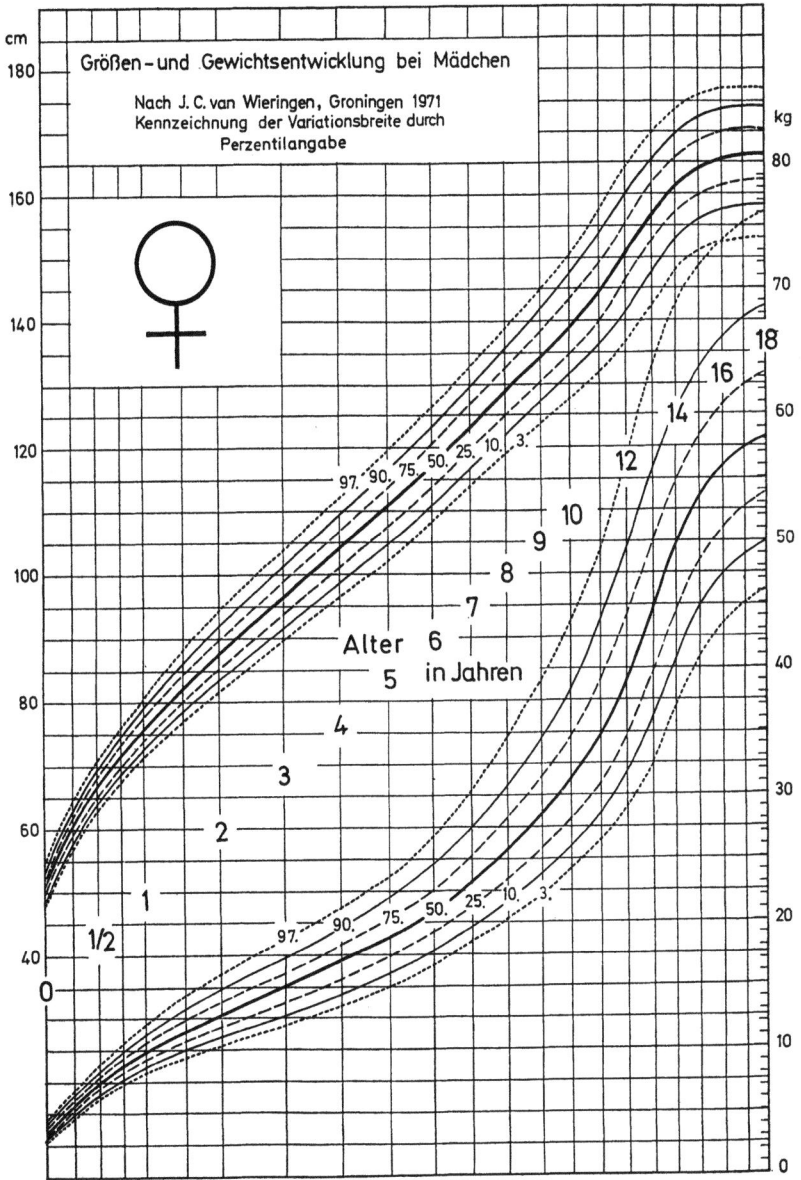

Abb. 2. Größen- und Gewichtsentwicklung bei Mädchen. [Aus Harnack (1977) Kinderheilkunde. Springer, Berlin Heidelberg New York]

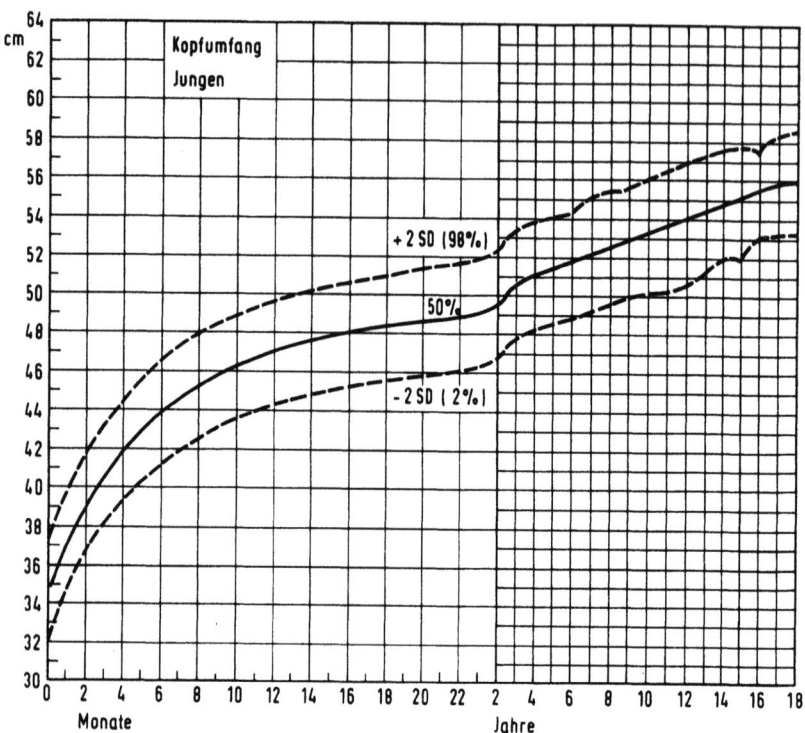

Abb. 3. Kopfumfang bei Knaben. [Nach Nellhaus (1968) Pediatrics 41: 106]

zu dünn und wie sich das Gewicht zur Länge verhält; entscheidender sind aber wiederholte Messungen über Monate und Jahre, um eine, gewöhnlich sehr konstante, Wachstumskurve aufzustellen. Werden dabei größere Abweichungen bemerkt, z. B. ein Absinken von der 97er zur 50er Perzentile, so muß man unbedingt eine eingehendere Diagnostik betreiben. Die Wachstumsrate ist im Säuglingsalter am größten mit etwa 20 cm pro Jahr, fällt dann auf etwa 5 cm pro Jahr ab, um in der Pubertät kurzfristig auf 10 cm pro Jahr wieder anzusteigen.

Kopfumfang. Mit dem Metallband wird der maximale frontookzipitale Umfang, 2- bis 3mal wiederholt, gemessen. Besonders im jungen Säuglingsalter in der Zeit des raschen Gehirnwachstums sind wiederholte Messungen des Kopfumfangs sehr wichtig, um frühzeitig einen Hinweis für Hydrozephalus (überdurchschnittlich groß) oder Mikrozephalus (unterdurchschnittlich klein) zu bekommen. Die Abb. 3 zeigt die Perzentilen des Kopfumfangs bei Knaben, Abb. 4 die von Mädchen, deren Kopfumfang im Mittel 1 cm kleiner als der bei Knaben ist.

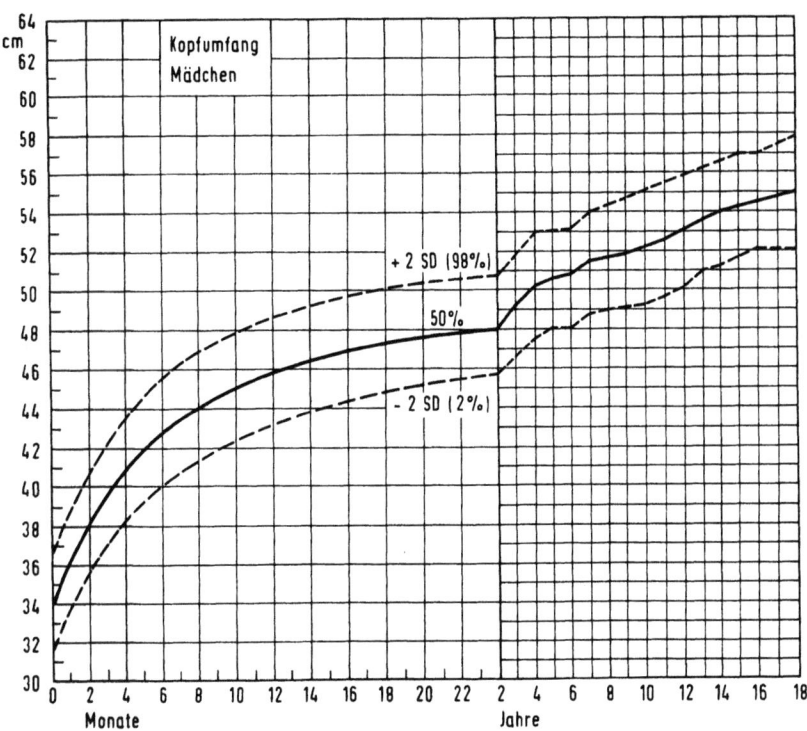

Abb. 4. Kopfumfang bei Mädchen. [Nach Nellhaus (1968) Pediatrics 41: 106]

Körpertemperatur. Die Körpertemperatur wird am genauesten rektal gemessen, 2–3 min lang mit dem etwa 3–4 cm tief in den After geschobenen, vorher mit Wasser angefeuchteten oder mit Plastikhaut (Tempasept, Steri Temp) überstülpten und mit Nivea-Creme geschmeidig gemachten Thermometer. Das Thermometer muß beim Messen, v. a. bei Säuglingen, festgehalten werden. Am geeignetsten ist beim Kind die Seitenlage mit angezogenen Beinen. 36,1–37,8 °C ist der Normalbereich. Das Maximum der Körpertemperatur liegt zwischen 17 und 19 Uhr abends, das Minimum zwischen 2 und 6 Uhr morgens. Bei 37,5–38,0 °C sprechen wir von erhöhter Körpertemperatur, erst bei Temperaturen über 38,0 °C von Fieber. Nach Aufregung (schreiender Säugling, sensible Kinder), Bewegung (Dauerlauf), nach Mahlzeiten, durch Wärmestau (zu viel Kleidung, im Auto, in der Sonne) kann die Temperatur bis 38,5 °C ansteigen.

▶ *Ein Körpertemperaturanstieg um 0,5 bis 1,5 ° C am späten Nachmittag braucht also nicht pathologisch zu sein!*

▶ *Bei Neugeborenen und bei Säuglingen* (zu wenig Flüssigkeitsaufnahme bei Infektionen oder zu großer Flüssigkeitsverlust, z. B. bei Diabetes insipidus) ist immer auch *an ein Durstfieber* zu denken!
Eine gesteigerte Pulsrate ist gewöhnlich bei Fieber vorhanden (etwa 8–10 Pulsschläge pro 1°C Temperatursteigerung). Fehlt sie, so kann dies auf *vorgetäuschtes Fieber* (z. B. durch Thermometerreiben oder -klopfen) bei Simulanten oder psychisch Gestörten hinweisen.

Puls. Mit 3 Fingern wird meist der Radialispuls getastet, 15 s gezählt mal 4 = Frequenz/min. Man muß dabei mit 0 zu zählen anfangen, nicht mit 1. Beim schlafenden Kind eignet sich auch die A. temporalis zur Pulsmessung. Man gewöhne sich an, gleichzeitig sowohl an der A. radialis wie in der Leistenbeuge den Puls zu palpieren. Sind die Pulse an den unteren Extremitäten (A. dorsalis pedis) nicht oder gegenüber den Armen nur schwach zu tasten, sollte unverzüglich der Blutdruck gemessen werden.

Blutdruck. Der Mittelwert von 2–3 Messungen im Liegen und am ruhigen Kind wird angegeben und dazu die Manschettenbreite vermerkt. Als Maß für die übliche Manschettenbreite kann man sich grob den halben Oberarmumfang merken oder: Kleinkinder 4–5 cm, Schulkinder 6–9 cm, größere Kinder wie Erwachsene 12 cm. Ein „erhöhter Blutdruck" muß durch mehrfache Messungen, möglichst zu verschiedenen Tageszeiten, gesichert werden.

Atmung. Die Atemfrequenz wird in Ruhe pro min gemessen. Dies ist beim schlafenden Kind leicht durch ein vor Mund oder Nase gehaltenes Stethoskop zu bewerkstelligen.

1.2 Tasten und Prüfen

Bauch. Der Hautturgor wird durch Abheben und plötzliches Loslassen einer Hautfalte am Unterbauch geprüft. Mit dem Stethoskop hört man dann auf Darmgeräusche und achtet durch tieferes Eindrücken des Stethoskops auf Druckschmerz. Dann wird perkutiert, nach Milz und Leber getastet. Die jeweilige Vergrößerung wird in cm unterhalb des Rippenbogens in der Medioklavikularlinie angegeben.

Leiste. Fast gleichzeitig mit der Lymphknotentastung kann der Femoralispuls beiderseits geprüft werden. Auf Bruchpforten muß geachtet werden. Die Lage des Hodens, ob Leistenhoden (dringend behandlungsbedürftig), Gleithoden (nur kurzfristig in das Skrotum abstreifbar; behandlungsbedürftig) oder Pendelhoden (im oberen Skrotumsack; nicht behandlungsbedürftig) ist unbedingt festzulegen. Bei Knaben ist das Hodenvolumen ein Maß für die Geschlechtsentwicklung. Von Geburt bis zu Beginn der Pubertät beträgt das Hodenvolumen 1,5–2,0 ml, um dann innerhalb von 4–5 Jahren bis auf das Erwachsenen-

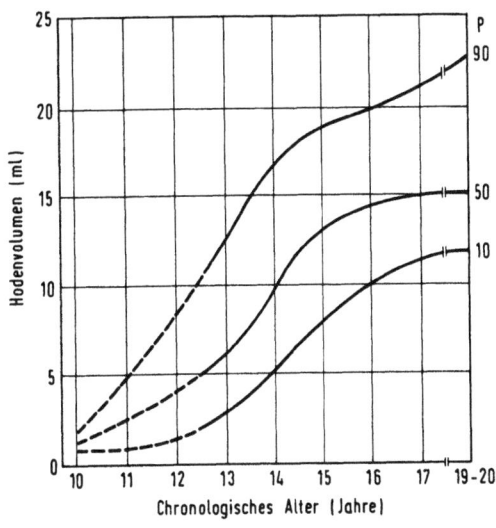

Abb. 5. Hodenvolumen in Beziehung zum Alter. [Nach Zachmann et al. (1974)]

PH 1	Präpuberal = keine Pubesbehaarung. Genitalregion ist nicht stärker als das Abdomen behaart	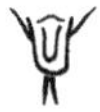	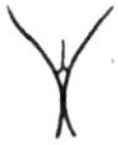
PH 2	Spärliches Wachstum von langen, leicht pigmentierten, flaumigen Haaren, glatt oder gering gekräuselt. Sie erscheinen hauptsächlich an der Peniswurzel bzw. entlang der großen Labien	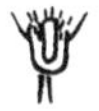	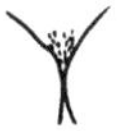
PH 3	Beträchtlich dunklere, kräftigere und stärker gekräuselte Haare. Behaarung geht über die Symphyse etwas hinaus	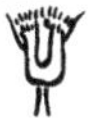	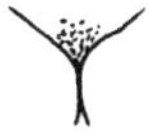
PH 4	Behaarung entspricht dem Erwachsenentyp, die Ausdehnung ist aber noch beträchtlich kleiner. Noch keine Ausbreitung auf die Innenseite der Oberschenkel	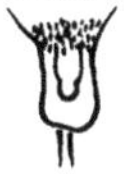	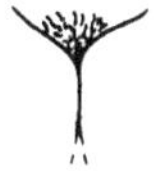
PH 5	In Dichte und Ausdehnung wie beim Erwachsenen aber nach oben horizontal begrenzt. Dreieckform	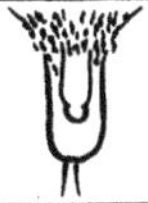	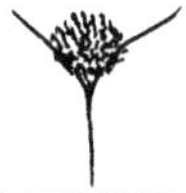
PH 6	in 80% der Männer und 10% der Frauen kommt es zu weiterer Ausbreitung der Behaarung über PH 5 hinaus nach oben	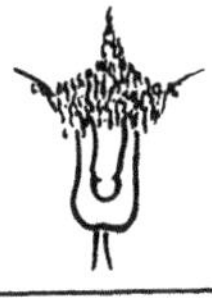	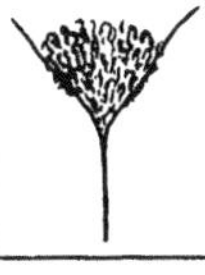

Abb. 6. Stadien der Schambehaarung bei Mädchen und Jungen. [Nach Tanner (1973)]

maß von 15–25 ml anzusteigen. Ein Hodenvolumen von 4 ml ist bereits Hinweis für die beginnende Pubertät. Die bimanuelle Palpation mit dem Orchidometer (Holz- oder Plastikellipsoide mit definiertem Rauminhalt) nach Prader ist die beste Methode zur Hodenmessung. Die Hodenmessung ist ebenfalls wichtig in der onkologischen Sprechstunde, um maligne Infiltrationen frühzeitig zu erkennen. Normalwerte mit 10. und 90. Perzentile für Hodenvolumina von Adoleszenten (gemessen an schweizer Jünglingen) wurden von Zachmann et al. 1974 (Abb. 5) angegeben.

Zur Festlegung des Pubertätsstadiums ist das Maß der Schambehaarung das wichtigste Kennzeichen. Die Pubertätsstadien nach Tanner (Abb. 6) haben sich international durchgesetzt.

Bei Säuglingen wird die Oberschenkelabduktion durch Auseinanderklappen der Oberschenkel bei gleichzeitigem Druck der auf den Trochanterkopf gelegten Zeige- und Mittelfinger geprüft. Außerdem wird dabei auf gleiche Kniehöhe und Oberschenkelfaltensymmetrie geachtet.

Brust-Schulter. Die Rippen-Knochen-Knorpel-Grenze wird durch Aufsetzen und Vorziehen des 2.–4. Fingers auf die 4.–6. Rippe getastet, vor allem im Hinblick auf den rachitischen Rosenkranz. Herzspitzenstoß im 5. ICR links. Beiderseits wird die Achselhöhle nach Lymphknoten ausgetastet.

Hals-Kopf. Nach Lymphknoten beiderseits wird supraklavikulär, am M. sternocleidomastoideus, submandibulär, retroaurikulär und okzipital getastet. Durch Schluckenlassen und Tasten orientiert man sich über die Schilddrüse und mißt ggf. den Halsumfang. Bei Säuglingen wird auf Kraniotabes geprüft, indem man das Os parietale beiderseits der Lambdanaht dorsal mit den Fingerspitzen bedrückt bei Abstützen der Daumenballen beiderseits auf der Stirn. Bei Säuglingen wird die Fontanellengröße in 2 Durchmessern, in cm angegeben und die Fontanellenspannung vermerkt.

Meningitische Zeichen. Beim Brudszinski-Zeichen achtet man auf plötzliches Knieanziehen nach Vorbeugen des Kopfes in liegender Stellung. Dann läßt man das Kind aufsitzen und die Knie küssen und beobachtet das Dreifußphänomen (Abstützen der Arme nach hinten).

1.3 Sehen und Hören

Haut. Geachtet wird auf Farbe, Durchblutung, Zyanose, Ikterus, Exantheme, Effloreszenzen.

Gesicht. Wichtig sind: Lidspaltengröße, Lidachsenstellung, Augenabstand (Hypertelorismus?), noch vorhandener Epikanthus? Mimik, Ohrmuschelform, Ohrläppchenform. Bei Verdacht auf Rhinolalie läßt man die Worte „Banane" oder „Kamillendampf" sagen.

Brust. Man sieht nach Glockenthorax, Trichterbrust, beobachtet Einziehungen (interkostal, im Jugulum, Nasenflügeln), hört auf Stridor (bei Ein- oder Ausatmung), perkutiert und auskultiert Lunge und Herz.

Hände. Sind sie kaltschweißig? Findet sich ein Palmarerythem, eine Vierfingerfurche, eine Brückenfurche? Schält sich die Haut?

Diaphanoskopie. Die Durchleuchtung mit einer starken Lampe wird am Schädel bei Hydrozephalusverdacht, am Skrotum bei Hydrozelenverdacht durchgeführt.

1.4 Augen, Ohren, Mund, After

Augen. Geprüft wird die Pupillenreaktion mit einer Lichtquelle. Verborgenes Schielen wird durch den Abdecktest (mit dem Daumen ein Auge zuhalten, dabei die Zentrierung des anderen Auges beobachten) hervorgehoben. Bei den Augenbewegungen achtet man auf Paresen, Nystagmus, Sonnenuntergangsphänomen. Eine grobe Sehprüfung geschieht durch die Sehtafel.

Ohren. Die Trommelfelle werden mit dem Otoskop gespiegelt. Druckschmerz über Tragus und Mastoid zeigt Mittelohrprozesse an. Eine grobe Hörprüfung geschieht durch Flüstern aus 5 m Entfernung mit der Aufforderung, auf bestimmte Körperstellen zu deuten.

Mund. Wie sind die Lippen, die Zunge? Besteht ein spitzer, gotischer Gaumen? Wie sind die Zähne (Karies? Schmelzdefekte?)? Aus der Zahnformel, mit 6 Monaten 1. Schneidezahn des Milchgebisses (meist der untere), mit 6 Jahren 1. bleibender Zahn (Molar) kann grob auf das Alter geschätzt werden. Wie sieht die Mundschleimhaut beiderseits bukkal aus? Erst danach werden Tonsillen und Rachenhinterwand angeschaut.

Rektale Untersuchung. Diese ist immer bei Appendizitisverdacht, bei Bauchweh, bei Verstopfung durchzuführen. Man achtet auf Sphinctertonus, Ampullenweite, Douglas-Schmerz.

1.5 Neurologische Untersuchung

Spontanmotorik und Tonus. Man beobachtet genau am ausgezogenen Kind die Bewegungen der Glieder, achtet auf Lageasymmetrien, beim Säugling auf Faustschluß. Die grobe Kraft wird durch beidseitigen Händedruck, durch Beine-anheben-lassen geprüft. Den Muskeltonus registriert man durch passive Gelenkbewegungen und durch Palpation.

Reflexe. Routinemäßig werden folgende Reflexe geprüft: PSR, ASR, BHR, Babinski, Fußklonus, BSR, TSR, RPR; Chvostek.

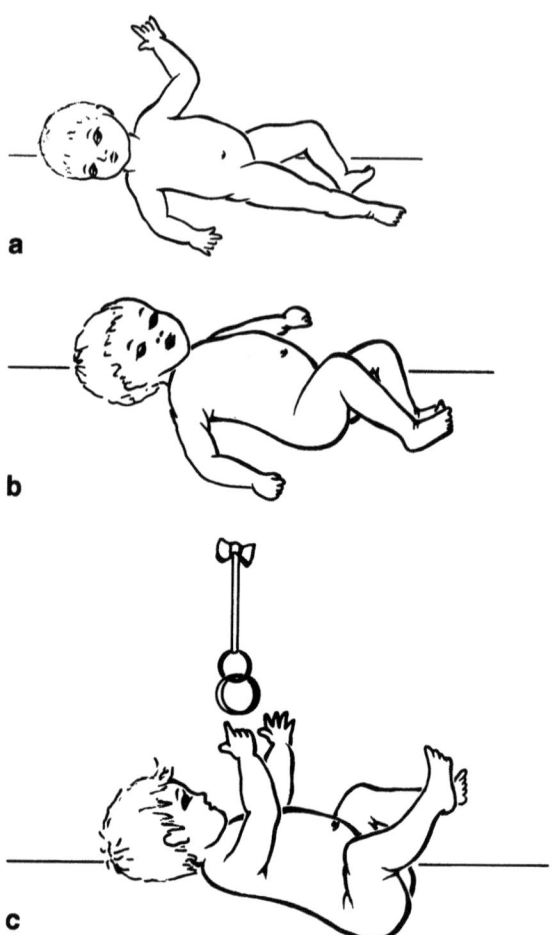

Abb. 7 a-c. Lage und Haltung des Säuglings in Rückenlage. *a* Beim Neugeborenen wirkt noch der asymmetrisch-tonische Nackenreflex ein („Fechterstellung"); *b* ab 3. Monat kommt es zum Nachlassen des Flexorentonus; *c* ab 6. Monat kann der Kopf aktiv gehoben, kann mit den Füßen gespielt werden. [Nach Neuhäuser (1973) Med Welt 24: 1385]

Säuglingsrückenlage. Beim Neugeborenen und jungen Säugling versucht man zunächst Such- und Saugreflex auszulösen, sodann Hand- und Fußgreifreflexe, Moro-Reflex. Lage und Haltung des Säuglings werden genau beobachtet (Abb. 7). Eine ganz wichtige Untersuchung ist der Traktionsversuch (Abb. 8). Dies bedeutet das Hochziehen an den Armen und damit einen Hinweis auf die Kontrolle der Kopfbalance. Ab 3. Monat wird der Kopf aktiv gehalten! Dazu gehört auch die Beobachtung der Haltung beim Sitzen (Abb. 9). Das Fixieren

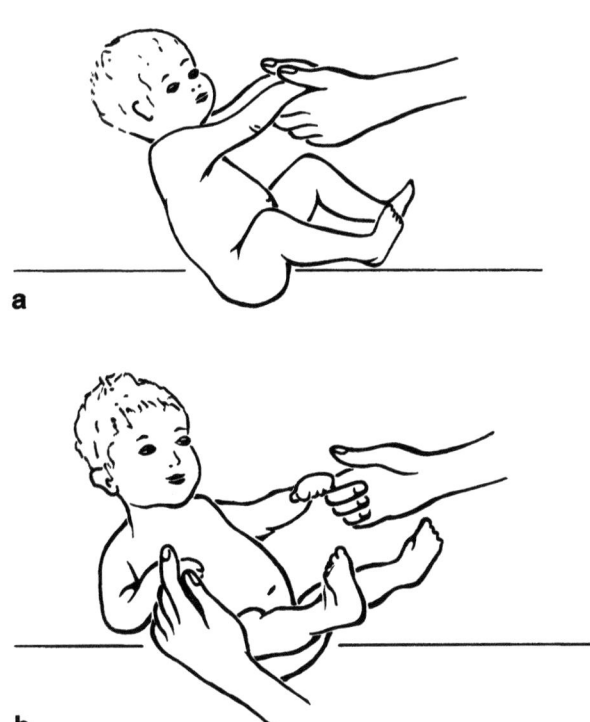

Abb. 8 a, b. Hochziehen des Säuglings zum Sitzen. *a* Beugen der Beine beim 4 Monate alten Kind; *b* Streckung und Elevation der Beine, aktive Beugung der Arme beim 7 Monate alten Kind. [Nach Neuhäuser (1973) Med Welt 24: 1385]

mit den Augen, das Folgen, z. B. einer Lichtquelle über 180°, das Greifen (Scherengriff, Pinzettengriff) nach Gegenständen gelten als Meilensteine der geistigen Entwicklung.

Säuglingsbauchlage. Hierbei achtet man auf das Heben und Halten des Kopfes (Abb. 10), auf das Aufstützen. Man löst den Galant-Rückgratreflex aus, ebenso Reflexschreiten, Sprungbereitschaft, Landau-Reaktion und führt den Axillarhängeversuch durch.

Koordination. Zunächst beobachtet man den Patienten im Romberg-Stehversuch, läßt dann auf einem Bein stehen und hüpfen und achtet auf die Sicherheit im Zehen- und Hackengang, Strichgang. Der Finger-Nase-Versuch, der Finger-Finger-Versuch und der Knie-Hacken-Versuch sind wichtige Koordinationsprüfungen. Die Diadochokinese (Drehbewegung der Hände) ist oft schwer beurteilbar.

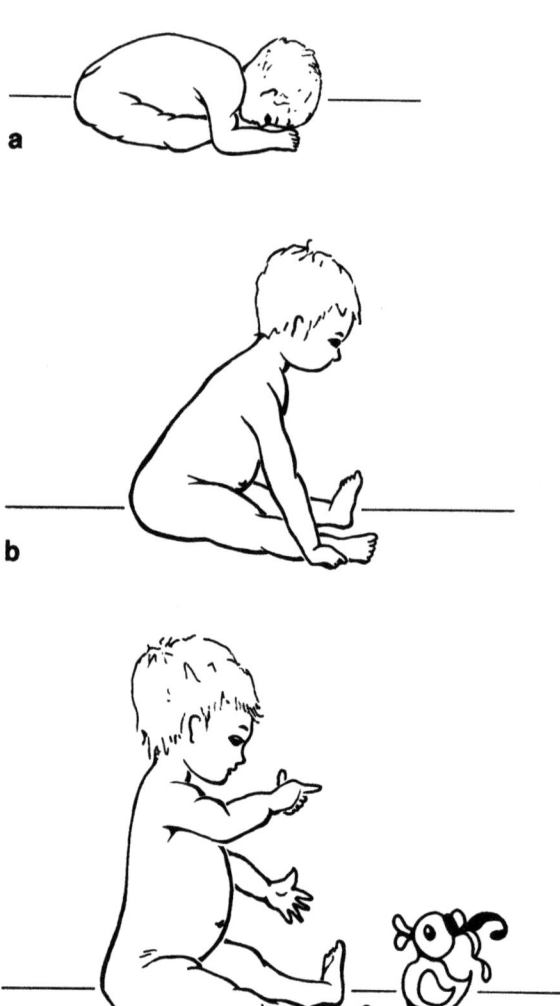

Abb. 9 a-c. Haltung des Kindes beim Sitzen. *a* Das Neugeborene klappt zusammen „wie ein Taschenmesser"; *b* ab 6. Monat kommt es zur Stützreaktion, zuerst nach vorn; *c* ab 12. Monat ist sicheres Sitzen möglich, die Hände werden zum Spielen frei. [Nach Neuhäuser (1973) Med Welt 24: 1385]

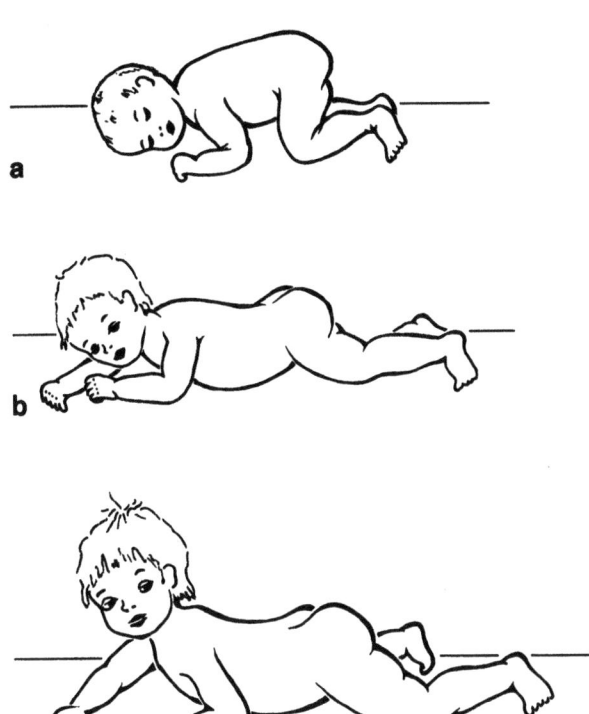

Abb. 10 a-c. Lage und Haltung des Säuglings in Bauchlage. *a* Beim Neugeborenen überwiegt der Flexorentonus, der Kopf wird zur Seite gedreht; *b* Streckhaltung beim 2–3 Monate alten Kind; der Kopf kann aktiv gehoben werden; *c* Abstützen auf Ellenbogen und Hand am Ende des 1. Lebenshalbjahres (5 Monate), bessere Kopfkontrolle. [Nach Neuhäuser (1973) Med Welt 24: 1385]

2 Gesundheitsvorsorge

2.1 Neugeborene und Säuglinge

Neugeborene sind Kinder von Geburt bis zum 28. Lebenstag. Frühgeborene sind Kinder, die nach einer Tragzeit von weniger als 37 vollendeten Wochen (weniger als 259 Tage, gerechnet vom 1. Tag der letzten Menstruation) geboren werden. Mangelgeborene (intrauterine Dystrophie, hypotrophe Neugeborene) sind Kinder, die ein Geburtsgewicht unterhalb der 10. Perzentile in Bezug auf das Gestationsalter aufweisen. Säuglinge sind alle Kinder bis zum vollendeten 12. Lebensmonat.

2.1.1 Bedrohliche Krankheitszeichen bei Neugeborenen

2.1.1.1 Erbrechen

Erbrechen hat vielerlei Ursachen, z. B. Hirnläsionen, Infektionen, Unwegsamkeiten im Magen-Darm-Kanal, adrenogenitales Salzverlustsyndrom.
Wichtig ist, daß man an die häufigsten angeborenen Mißbildungen des oberen Magen-Darm-Kanals denkt und die Röntgendiagnostik bzw. die sofort anschließende Operation veranlaßt.
Ösophagusatresie: Herauswürgen von schaumigem Speichel, rezidivierend rasselnde Atmung mit Zyanose (Gefahr der Aspirationspneumonie), Hydramnion der Mutter.
Duodenalatresie: Rezidivierendes galliges Erbrechen; geblähter Oberbauch, eingesunkener Unterbauch.
Malrotation: Rezidivierendes Erbrechen, kolikartige Schmerzen, manchmal Darmverschluß durch Volvulus.

2.1.1.2 Gelbsucht

Eine vorzeitige Gelbsucht (Icterus praecox) ist am 1. oder 2. Tag schon sichtbar. Sie entsteht durch erhöhtes Bilirubinangebot infolge gesteigerten Erythrozytenuntergangs und kann zum Ikterus gravis (Bilirubin nach 24h über 12mg%, nach 72h über 20mg%) führen mit der Gefahr der Bilirubinenzephalopathie (Kernikterus). Ursachen sind am häufigsten hämolytische Anämien (z. B. Rh- oder AB0-Blutgruppenunverträglichkeit, hereditäre Sphärozytose) oder mangelnde Bilirubinkonjugierung durch Leberunreife oder Medikamente.

● *Was ist zu tun?* Diagnostik nach Serumbilirubinmessung durch Blutgruppenbestimmung bei Mutter und Kind, direkter Coombs-Test mit kindlichen Erythrozyten, indirekter Coombs-Test im Serum der Mutter.

■ **Therapie.** Je nach Serumbilirubinspiegel Fototherapie oder Blutaustauschtransfusion (Überweisung in Kinderklinik).

2.1.1.3 Atemnot

Atemstörungen können pulmonal oder zentralnervös bedingt sein: Man unterscheidet das Enzephalopathiesyndrom (meist durch Hirnblutungen) und das Atemnotsyndrom, hervorgerufen durch hyaline Membranen in den Alveolen. Das Membransyndrom entsteht nach einem „freien Intervall" von etwa 4 h fast nur bei Frühgeborenen unter 2500 g mit unreifen Lungen. Frühsymptome sind: Stöhnen bei der Ausatmung und Einziehungen bei der Einatmung (unterer Rippenbogen, interkostal, Jugulum, Nasenflügeln). Die Zyanose ist bereits gefährliches Endsymptom.

■ *Was ist zu tun?* Intubation, Sauerstoffbeatmung, Transportinkubator, neonatologische Intensivpflegestation.

2.1.1.4 Hypoglykämie

Durch Mangel an Glykogenreserven, z. B. bei Frühgeborenen; durch vermehrten Glukoseverbrauch, z. B. bei Asphyxie; durch Hyperinsulinismus, z. B. bei Kindern diabetischer Mütter; durch Störungen der Kohlenhydratverwertung, z. B. bei Galaktosämie, kann bei Neugeborenen der Glukosespiegel im Blut unter 30 mg% (bei unreifen unter 20 mg%) abfallen. Nicht immer sind klinische Symptome erkennbar. Wenn auffällig, so stehen zentralnervöse Symptome im Vordergrund, wie Übererregbarkeit, Zittern, Reflexsteigerung, Trinkschwäche, Krampfanfälle.

■ **Therapie.** Frühfütterung, oral Glukose-, besser Dextrinlösung, notfalls intravenöse Glukosezufuhr und Verlegung in Kinderklinik.

2.1.1.5 Sepsis, Meningitis

Die besonders bei Risikoneugeborenen häufige Sepsis wird vornehmlich verursacht durch E. Kolibakterien, Pseudomonas-Bakterien, Klebsiellen, neuerdings auch β-hämolysierende Streptokokken der Gruppe B. Bei bis zu 70% der Fälle kommt es gleichzeitig auch zu einer Meningitis. Letalität über 50%; außerdem Restschäden.

▶ **Symptome.** Häufigkeitsgipfel am 7. Lebenstag, grauverfallenes Aussehen, Trinkunlust, Apathie, Krampfanfälle, Gelbsucht, Temperaturzacken (von 0,5° oder mehr nach oben oder unten).

● **Labordiagnose.** Thrombozytenzahl unter 80000/mm^3, Linksverschiebung (Stabkernige über 1000/mm^3), toxische Granulation, positive Blutkultur.

■ *Was ist zu tun:* Intensive breite antibiotische Therapie und sofortige Überweisung in eine leistungsfähige Kinderklinik.

2.1.2 Untersuchungen

2.1.2.1 Kurz nach der Geburt

Unmittelbar nach der Geburt fragt sich der Geburtshelfer:
Ist das Neugeborene spontan lebensfähig?
Ist es reif?
Hat es äußerlich sichtbare Mißbildungen?
Sind Komplikationen zu erwarten?

Asphyxieindex. Ein normaler Asphyxieindex (Apgar-Punkte 7–10), erhoben 1, 5 und 10 min nach Geburt, der keine Wiederbelebungsmaßnahme erfordert, liegt vor, wenn das Neugeborene rosig aussieht, regelmäßig atmet, auf Anknipsen der Fußsohle kräftig schreit, einen normalen Muskeltonus mit aktiven Arm- und Beinbewegungen und eine Herzfrequenz von über 100/min hat.

Reifezeichen. Ein Neugeborenes ist körperlich reif, wenn die Haut nicht mehr durchscheinend dünn, subkutanes Fettgewebe vorhanden und kaum mehr Lanugobehaarung erkennbar ist, wenn die Ohrmuschelknorpel (Helix und Anthelix) vollständig vorhanden sind, die Fingernägel die Fingerkuppen erreicht haben, auf der gesamten Fußsohle Hautfurchen zu sehen sind, wenn die Mamillen als Knospen mit voller Areola angelegt sind; wenn bei Mädchen die großen Labien die kleinen Schamlippen und die Klitoris überdecken und bei Knaben die Hoden im Hodensack liegen.

Mißbildungen. Durch Inspektion erkennbar sind: Lippen-Kiefer-Gaumen-Spalte; Spina bifida (Meningomyelozele), oft vergesellschaftet mit Hydrozephalus; Klumpfüße; Nabelschnurbruch; Teratom; Down-Syndrom (Mongolismus); zyanotische Herzfehler (z.B. Transposition der großen Gefäße); Hypo- oder Epispadie; Analatresie. Durch besondere Untersuchung sind erkennbar: Ösophagusatresie (trinken lassen, Versuch der Magensondierung); Choanalatresie (Versuch der Nasensondierung); Verdacht auf Hüftgelenksdysplasie (Ortolani-Phänomen: Bei Abduktion der Hüftgelenke Hemmung und Knacksen am Trochanterkopf).

▶ **Risikoneugeborene**
Die neonatologische Abteilung (bzw. Abholmannschaft) einer Kinderklinik ist zu verständigen, wenn eines der folgenden Alarmzeichen vorliegt:
Probleme beim Kind: Fruchtwasserverfärbung durch Mekonium, Herzfrequenz andauernd über 160/min, Herzfrequenz andauernd unter 100/min, Herzfrequenz unregelmäßig.

Probleme bei der Mutter: Tragzeit unter 38 Wochen; Tragzeit über 42 Wochen; Primipara über 40 Jahre; Eklampsie; Suchtmittelabusus; Diabetes; Rh- oder AB0-Sensibilisierung; Hydramnion; Placenta praevia; Fieber; vorzeitiger Blasensprung (über 24 h), stärkere vaginale Blutung; Röteln in der Frühschwangerschaft; Mehrlingsschwangerschaft; abnorme Lage oder Stellung des Fetus.

2.1.2.2 Während der Säuglingszeit

Durch regelmäßige *Vorsorgeuntersuchungen,* gesetzlich in der Bundesrepublik seit 1.7.1971, gilt es, Abweichungen von der normalen Entwicklung früh zu erkennen, Ernährung und Rachitisprophylaxe zu überwachen und auf die notwendigen Impfungen hinzuweisen (Tabelle 1).

2.1.3 Säuglingsernährung

2.1.3.1 Natürliche Ernährung (Stillen)

Frauenmilch enthält weniger Eiweiß als Kuhmilch (1,2 vs 3,3%) mit jedoch mehr Lactalbumin als Kasein, mehr Zucker (7 vs 5%), weniger Salz (0,2 vs 0,7%) und bei fast gleichem Fettgehalt mehr ungesättigte Fettsäuren als Kuhmilch. Wichtig ist auch der hohe Gehalt der Frauenmilch, besonders von Kolostrum, an sekretorischem IgA und Granulozyten für die Infektionsabwehr im Magen-Darm-Kanal.

Die *Vorteile der Muttermilchernährung* sind vielfältig: Beste, maßgerechte Zusammensetzung, nicht bakteriologisch verunreinigt, leicht verdaulich, schützt vor Infektionen, verhindert Allergien gegen Kuhmilch und andere Nahrungen, einfach und billig, fördert die Mutter-Kind-Bindung.

> *Keine andere pädiatrische Maßnahme ist weltweit so wichtig für die Gesundheit des Kindes wie die Rückkehr zur natürlichen Brusternährung!*

Rachitis (und Kariesprophylaxe). Im ganzen 1. Lebensjahr ist unbedingt eine Rachitisprophylaxe mit täglich 500–1000 I.E. Vitamin D_3, am besten kombiniert mit Fluorid zur Kariesprophylaxe, z. B. in Form einer Tablette D-Fluorette 500 oder 1000 oder Fluor-Vigantolette 500 oder 1000 durchzuführen.

Stilltechnik
Es ist erfreulich, daß heute die Bereitschaft zum Stillen bei den Müttern auch in den westlichen Industriestaaten wieder zunimmt. *Die Stillfrequenz wird gefördert durch Mutter-Kind-Zimmer (Rooming-in) und Fütterung nach Bedarf (Feeding on demand).* Nichtstillenkönnen beruht in vielen Fällen weniger auf mangelnder Milchproduktion als auf fehlerhafter Technik. Selbstvertrauen und ein verständiger Ehemann sind die wichtigsten Voraussetzungen für erfolgreiches Stillen.

Tabelle 1. Vorsorgeuntersuchungen (U$_2$–U$_6$) und Gesundheitsüberwachung im Säuglingsalter

Alter	Anamnese	Messungen	Körperliche Untersuchung	Entwicklungsmeilensteine	Probleme
3.–10. Lebenstag (U$_2$)	Geburtsverlauf Mütterliche Einstellung Häusliche Verhältnisse	Kopfumfang Länge Gewicht	Hautfarbe Lunge Genitalien Abdomen Anus Femoralispulse Extremitäten (Hüfte, Lähmungen) ZNS (Tonus, Fontanelle, Reflexe)		Stillen Niesen Wasserlassen im Strahl (b. Jungen) Stuhlgang häufig und dünn bei Frauenmilch Brustdrüsenschwellung Komedonen Nässender Nabel
4.–6. Lebenswoche (U$_3$)	Essen Schlafen Schreien Stuhlgang	Länge Gewicht Kopfumfang	Vollständig	Kopf wird in Bauchlage gehoben Augen folgen bis zur Mittellinie	Spucken, Schluckauf harter, seltener Stuhlgang Bauchkoliken
3.–4. Lebensmonat (U$_4$)	Auffälligkeiten Essen Schlafen Schreien Stuhlgang	Länge Gewicht Kopfumfang	Vollständig	Kopf und Brust werden in Bauchlage gehoben bis 90° Augen folgen Objekt bis 180° Erstes Lachen	Erste *Impfung*: DPT (i.m.); *Polio* (Trivalent) oral, Wiederholung 2mal im Abstand von 6 Wochen *Rachitis- und Kariesprophylaxe* Allmählicher Beginn mit Beikost,

6.–7. Lebensmonat (U₅)	Auffälligkeiten Essen Schlafen Stuhlgang Eltern-Kind-Beziehung	Länge Gewicht Kopfumfang Körpertemperatur Hörprüfung (Kopfwendung auf Geräusch)	Vollständig	Kopf fällt nicht nach hinten beim Hochziehen an den Armen Selbständiges Umdrehen von Bauch in Rückenlage und umgekehrt Greifen nach Gegenständen	Vitaminsäften Familiengerechter Zeitplan der Mahlzeiten Nächtliches Schreien Fremdeln Frustrationsüberwindung
10.–12. Lebensmonat (U₆)	Auffälligkeiten Essen Schlafen Stuhlgang Sprachentwicklung	Länge Gewicht Körpertemperatur	Vollständig	Freies Sitzen, Aufziehen zum Stehen, Greifen im Pinzettengriff Erste Worte: Papa oder Mama	Physiologischer Appetitverlust Selbstessenwollen mit den Fingern Unfallverhütung Tablettengestionen Trennungsangst Zuwendung und notwendiges Miteinandersprechen Hämatokritbestimmung Tuberkulintestung

Welche Regeln sind zu beachten:

Neugeborenes

1. Schon gleich (1–6 h) nach der Geburt kann das Neugeborene an der Mutterbrust saugen, um einige ml Kolostrum (reich an Leukozyten und IgA) aufzunehmen, allenfalls bietet man 30 ml 5%ige Glukoselösung an, um beurteilen zu können, ob es schlucken kann.
2. 6 h nach Geburt werden dem Neugeborenen dann beide Brüste der Mutter 2–3 min angeboten. Dies wird alle 4 h wiederholt (ausgenommen die Mahlzeit 2 Uhr nachts), bis die Milch einschießt. Das Neugeborene muß hungrig sein beim Anlegen!
   Das Saugen an der Brustwarze ist der wichtigste Anreiz zur Milchproduktion!
   Weitere Hinweise: Die Brustwarzen sollen nur mit Wasser gesäubert werden, 1mal täglich genügt. Die Brustwarzen sollten oft der Freiluft ausgesetzt werden.
   Die Mutter muß bequem sitzen oder liegen, die Umgebung ruhig sein.
   Die Brustwarzen sollten die Säuglingswange berühren, um den Suchreflex herbeizuführen.
   Zeigefinger und Ringfinger (oder Daumen und Zeigefinger) umgreifen die Vorderbrust von unten wie ein V und steuern die Brustwarze, so daß die Nasenatmung des Säuglings frei bleibt.
3. Nach dem Einschießen der Milch (Prolaktinoxytozinreflex zur Milchbildung und zum Milchfluß) wird der Säugling an beiden Brüsten, einmal rechts, einmal links beginnend, alle 4 h (einschließlich 2 Uhr nachts) etwa 15 min lang angelegt (zwischen den Stillmahlzeiten kann 2–3mal am Tag 5%ige Glukoselösung angeboten werden).
4. In den ersten Lebenstagen sind die Säuglinge gewöhnlich noch schläfrig und trinken nicht viel. Die meisten gesunden Säuglinge wachen erst richtig auf um den 4. Tag herum und werden dann gute „Esser". Ständiges Wiegen des Säuglings vor und nach jeder Brustmahlzeit ist überflüssig. Nur wenn Verdacht auf *„Hunger an der Brust"* (oder im seltenen Fall bei einem zu hohen Natriumgehalt der mütterlichen Milch) besteht, wird 2 Tage lang vor oder nach jeder Mahlzeit gewogen, um die tägliche Trinkmenge zu bestimmen.

Älterer Säugling

1. Nach etwa 4–6 Wochen hat sich der Säugling von selbst an ein regelmäßiges Füttern gewöhnt, so daß die nächtliche 2-Uhr-Mahlzeit entfällt.
2. Anfangs möchte der Säugling innerhalb von 24 h 8–10mal an die Brust, nach 2–3 Wochen findet er seinen Rhythmus und ist mit etwa 5 Fütterungen pro Tag zufrieden.
3. Ab 4.–5. Monat wird Beikost zugefüttert, nach 8–9 Monaten wird mit dem Stillen aufgehört, da der Säugling dann normale Kuhmilch auch aus der Tasse trinken kann.

2.1.3.2 „Künstliche" Ernährung

Leider werden bei uns am Ende des 1. Lebensmonats weniger als 20% der Säuglinge noch voll gestillt. Für nicht gestillte, gesunde Säuglinge gibt es die industriell aus Kuhmilch hergestellten Milchnahrungen, die bakteriologisch-hygienisch einwandfrei und in ihrer Zusammensetzung quantitativ und qualitativ der Frauenmilch angenähert sind. Für die ersten 5–6 Lebensmonate werden adaptierte (z. B. Hippon A, Aponti sm, Pre-Aptamil, Humana 1) oder teiladaptierte (z. B. Hippon 1, Aponti 1, Aptamil, Milumil, Beba 1, Nektamil 1, Humana 2) Milchnahrungen empfohlen. Für die 1. Lebenswoche gilt die Finkelstein-Regel: (Lebenstag – 1) mal 70 ml = Trinkmenge pro Tag. Die 1. Mahlzeit 6 h nach Geburt besteht aus etwa 50 ml 5%iger Glukoselösung. Der Ernährungsplan für das 1. Lebenshalbjahr, wie es von Droese und Stolley (1979) empfohlen wird, ist in Tabelle 2 dargestellt. Werden die Säuglinge im 2. Lebensmonat von einer adaptierten Milch nicht mehr satt, kann man auf eine teiladaptierte Milch übergehen. Ab 4. Lebensmonat kann man Beikost (Gemüse, Obst, Ei, Leber) zufüttern.

Die *erforderliche Trinkmenge* beträgt im 1. Monat $\frac{1}{5}$, im 2.–6. Monat $\frac{1}{6}$, im 3. Trimenon $\frac{1}{7}$, im 4. Trimenon $\frac{1}{8}$ des Körpergewichts oder anders ausgedrückt etwa 150 ml/kg/KG, aber nicht mehr als 1000 ml insgesamt pro Tag. Nach einer täglichen Gewichtszunahme von etwa 25 g im 1. Halbjahr und von 13 g im 2. Lebenshalbjahr hat der Säugling etwa nach 5 Monaten sein Geburtsgewicht verdoppelt und nach einem Jahr verdreifacht. Faustregel für die Gewichtszunahme: Sollgewicht = Geburtsgewicht plus Alter in Monaten mal 600. An täglichen Kalorien braucht der Säugling durchschnittlich im 1. Lebensjahr 100–110 kcal pro kg KG. Die Frauenmilch hat 70 kcal pro 100 ml.

2.2 Klein- und Schulkinder

Kleinkinder sind Kinder vom 2. bis 6. Lebensjahr; Schulkinder 6 bis 14 Jahre alte Kinder. Kleinkinder sind häufig krank; meist haben sie Atemwegsinfektionen, seltener Darminfektionen. Schwere, glücklicherweise seltene Krankheiten, die heute durch gekonnte Behandlung einen chronischen Verlauf nehmen, entstehen in diesem Alter: akute Leukämie, nephrotisches Syndrom, juvenile rheumatoide Arthritis.

Verhaltensweisen werden auffällig: Angst beim Einschlafen, in der Nacht, Angst vor anderen Kindern, Eifersucht, Einkoten, Einnässen, Nichtessenwollen bei Tisch, Rumination; Kopfschaukeln, Daumenlutschen, Nägelknabbern, Trichotillomanie, Masturbation.

Das Schulalter ist dann die Zeit mit der niedrigsten Mortalität (etwa 40 auf 100 000/Jahr), überwiegend verursacht durch Unfälle.

Tabelle 2. Ernährungstagesfahrplan für den gesunden Säugling im ersten Lebenshalbjahr. [Nach Droese u. Stolley, 1979]

Lebensalter	Zahl der Mahlzeiten	Milchtrinkmenge[a]	Obst-Gemüsesaft	Gemüse-Kartoffel-Mahlzeit	Obst	Milchbrei
2. Woche	5-6	450-600ml	–	–	–	–
3. Woche	5	500-650ml	–	–	–	–
4. Woche	5	550-700ml	–	–	–	–
5. Woche	5	600-750ml	–	–	–	–
6.-8. Woche	5	700-850ml	2 Teelöffel	–	–	–
3. Monat	5	750-900ml	6 Teelöffel	–	–	–
4. Monat	4-5	750-850ml	6-8 Teelöffel	Zu Beginn Karottenmus, später Karotten-Kartoffel-Mahlzeit bis 150g	Obstmus 30-50g	–
5. Monat	4-5	650-800ml	6-8 Teelöffel	Karotten-Kartoffel-Mahlzeit 150-200g	Obstmus 30-50g	–
6. Monat	4	550-650ml	6-8 Teelöffel	Gemüse-Kartoffel-Mahlzeit 150-200g	Obstmus 30-50g	Milchbrei 150-200g

[a] adaptierte bzw. teiladaptierte Milchnahrungen

Tabelle 3. Vorsorgeuntersuchungen (U$_7$, U$_8$) und Gesundheitsüberwachung bei Kleinkindern

Alter	Anamnese	Messungen	Körperliche Untersuchung	Entwicklungsmeilensteine	Probleme
21.–24. Lebensmonat (U$_7$)	Essen Schlafen Stuhlgang Sprechen	Größe Gewicht	Vollständig	Kann richtig auf einen Körperteil zeigen	Braucht Spielkameraden, Zahnpflege, Unfallverhütung *Impfungen:* *Masern-Mumps-Röteln-Lebend* s. c. nach dem 15. Lebensmonat
3½.–4. Lebensjahr (U$_8$)	Essen Schlafen Stuhlgang „Sauber"?	Größe Gewicht Sehtafel Blutdruck	Vollständig (einschl. Augenhintergrund)	Kennt seinen Vor- und Nachnamen Kann sich unter Anleitung selbst anziehen	Kindergarten, Zahnpflege, Unfallverhütung, Gebote und Verbote Tuberkulintest

Tabelle 4. Unfallverhütung im Kleinkindalter. [Mod. nach Alpert, 1977]

Typische Unfälle	Typisches Normalverhalten	Verhütungsmaßnahmen
1. Jahr Sturz (vom Wickeltisch) Fremdkörperaspiration Vergiftung Verbrühung Ertrinken	Kann schon nach einigen Lebensmonaten sich hin- und herrollen, später kriechen und sich selbst aufrichten Nimmt alles und jedes in den Mund Hilflos im Wasser	Nie allein auf Wickeltisch, Bett, Tisch oder Stuhl lassen, von wo es herunterfallen kann, Bettgitter hoch Kleine Gegenstände außer Reichweite lagern, nie allein in der Badewanne lassen
2. Jahr Sturz Ertrinken Autounfall Ingestion Verbrühung Verbrennung	Läuft aufrecht herum, geht Treppen herauf und -runter Ist sehr neugierig Steckt alles in den Mund Hilflos im Wasser	Nie Fenster auflassen, Türe anbringen vor der Treppe, elektrische Steckdose mit Sicherheitsdeckel versehen, keine Stricke oder Seile herumliegen lassen Außerhalb der Wohnung nur in Begleitung eines Erwachsenen oder im Ställchen lassen Medikamente, Putzmittel, kleine, scharfe Gegenstände außerhalb Sicht- und Reichweite lassen Töpfe und Pfannen auf dem Herd außer Reichweite lassen, heiße Suppenschüssel weit weg vom Tischrand lassen, keine Tischdecke Vorsicht vor heißer Kaffeekanne und Waschbottich mit heißer Lauge In Badewanne oder Planschbecken nie ohne Aufsicht lassen, Schwimmbecken abdecken Frühzeitig Schwimmen beibringen

2–4 Jahre Sturz Ertrinken Autounfall Ingestion, Vergiftung Verbrühung, Verbrennung	Kann Türen öffnen, läuft und klettert herum Kann Dreirad fahren Untersucht Schränke und Schubladen Hat Plastik- und mechanisches Spielzeug Kann Ball und andere Gegenstände werfen	Tür verschlossen halten, ebenso Fenster Auf die Gefahr vor Autos in Toreinfahrten und Straßen immer wieder hinweisen, rote und grüne Ampeln erklären, im Auto Babysitz und Sitzgurte Keine Schußwaffen im Haus Messer und elektrisches Gerät außer Reichweite, nicht mit scharfen Gegenständen werfen lassen Nie einem rollenden Ball auf die Straße nachrennen Vorsicht beim Grillen im Garten und beim Feuermachen

2.2.1 Untersuchungen

Die letzte der gesetzlich verankerten Vorsorgeuntersuchung ist die U_8 im Alter von 3½–4 Jahren (Tabelle 3). Die U_7 wird bereits im 20.–24. Lebensmonat durchgeführt.

2.2.2 Unfallverhütung

Die Unfallverhütung ist eine der wichtigsten Aufgaben der gesamten Pädiatrie überhaupt. Mit über 2000 unfalltoten Kindern in der BRD pro Jahr (1977: 2139 Kinder = 44% aller verstorbener Kinder) führt der Unfall, hauptsächlich der Verkehrsunfall, aber auch Ertrinken und Verbrennung die Todesursachenstatistik im Kindesalter an. Unfälle machen im Alter von 1–15 Jahren etwa 40% aller Todesfälle aus. Durch ihr quirliges, noch unvernünftiges Verhalten sind ältere Säuglinge und junge Kleinkinder besonders gefährdet. Die Mütter müssen die typischen Verhaltensmuster kennen und wissen, was man dagegen tun kann (Tabelle 4).

2.3 Adoleszenten

Die Adoleszenz umfaßt die Zeitspanne vom Eintritt der Geschlechtsreife bis zum Abschluß des gesamten Körperwachstums. Durchschnittlich erreichen bei uns die körperliche Reife Mädchen nach 16–18 Jahren, Jungen nach 18–20 Jah-

Tabelle 5. Adoleszentenprobleme

Sportunfälle Verkehrs-Unfälle Inf. Mononukleose Diabetes Asthma Hepatitis Tuberkulose Malignome	Akne Fettsucht Magersucht Struma Gynäkomastie Pubertas tarda (A-)Dysmenorrhö Kontrazeption Gonorrhö	Haltungsschwäche Schulschwäche Alkoholsucht Zigarettenrauchen Drogensucht Verwahrlosung Kriminalität Depression Suizid

Tabelle 6. Gesundheitsüberwachung im Adoleszentenalter

Anamnese	Ernährung Allergien Krampfanfälle Geschlechtsverhalten Schulleistungen Rauchen, Alkohol, Drogen
Untersuchung	Körpergröße und -gewicht, Pubertätsstadien nach Tanner Blutdruck Hören, Sehen Haut – Akne Haltung – Skoliose, Kyphose Zähne – Karies, Stellungsanomalien
Labor	Hämatokrit Urinstatus Urinbakterienkultur (bei Mädchen) Tuberkulintestung Blutglukose postprandial (bei Diabetes in Familienanamnese) Serumcholesterin (bei Koronarsklerose in Familienanamnese) Gonokokkenabstrich und -kultur (bei sexuell Aktiven)
Beratung	Alkoholsucht, Zigarettenrauchen, Drogenabhängigkeit; Unfallverhütung beim Autofahren, Motorrad- und Mopedfahren Akne, Fettsucht, Bewegungsmangel, Sport Geschlechtsverkehr, Verhütungsmittel, Dysmenorrhö Schulschwächen, Aggressionen, Generationskonflikte Berufspläne, Ferienarbeit, Hobbies

ren. Zahlenmäßig macht die Altersgruppe der Adoleszenten augenblicklich bei uns den stärksten Anteil der unter 20jährigen aus. Der Jugendarzt wird zunehmend in diesem Alter Gesundheitsberater und Erzieher.
Jeder Adoleszent ist sehr empfindlich und besorgt um seine körperliche und seelische Gesundheit. Das ärztliche Gespräch ist verständnisvoll, schonend und aufmunternd zu führen, am besten zu besonderen Zeiten, z. B. abends oder samstags. Eine ärztliche Untersuchung pro Jahr empfiehlt sich.

2.3.1 Hauptprobleme

Haupttodesursachen sind (Verkehrs-)Unfälle, Krebs, Selbstmord. Hauptprobleme sind neben wenigen Krankheiten vor allem Gefühls- und Verhaltensstörungen und alles, was mit Sexualität zu tun hat (Tabelle 5).

2.3.2 Vorsorgeuntersuchung und Gesundheitsüberwachung

Etwa 1mal jährlich sollte ein Adoleszent körperlich untersucht werden und dabei auch beraten werden (Tabelle 6).

2.3.3 Schädliche Angewohnheiten

Im Schulalter wird bereits der Keim für spätere Krankheiten gelegt. Gewöhnung an zu viel Essen, zu wenig Bewegung, an Zigarettenrauchen, an Alkoholkonsum wirkt sich 20–30 Jahre später verhängnisvoll aus. Dies zu verhüten, müssen nicht nur Erwachsene, Jugendarzt und Jugendamt verantwortlich handeln, sondern auch alle staatlichen Stellen müssen verpflichtet werden, das Gesetz zum Schutz der Jugend in der Öffentlichkeit (JSchÖG vom 27.7.1957 bzw. 15.12.1970, §§ 1–14) mit allem Nachdruck exakt durchzuführen. Darin steht z. B., daß Kindern und Jugendlichen unter 16 Jahren das Rauchen in der Öffentlichkeit nicht gestattet wird und daß jeder Erwachsene, der dies zuläßt, bestraft wird. Ähnliches gilt für alkoholische Getränke. Leider wird das Jugendschutzgesetz im Vergleich z. B. mit dem Jugendarbeitsschutzgesetz viel zu wenig ernst genommen; man schaue sich heute nur mal in Schulen, Pausenhöfen, Jugendzentren, Parks und auf der Straße um.

Zigarettenrauchen. In der Bundesrepublik rauchen bereits über die Hälfte der 14–20jährigen Jungen und Mädchen, z.T. 20–40 Zigaretten täglich. Diese schädliche Angewohnheit auszumerzen, würde dem ganzen Volk mehr Gesundheit bringen als die Errichtung vieler Krebszentren. Sicherlich wird das Verhalten des einzelnen mehr vom Nachahmungstrieb, Großmannssucht und Gruppendruck beeinflußt als von Tatsachen und Argumenten. Trotzdem sollte man als Arzt immer wieder betonen, daß in einem 30jährigen Raucherleben für DM 30000,– 20 l Teer in die Lunge kommen, daß die Lebenserwartung bei Rauchern durchschnittlich 8 Jahre weniger beträgt und was die späteren Hauptfolgen des Zigarettenrauchens sind, nämlich chronische Bronchitis mit Emphysen (10mal häufiger als bei Nichtrauchern), Bronchialkrebs (20mal häufiger als bei Nichtrauchern), außerdem Krebs von Mundhöhle, Kehlkopf und Speiseröhre und Herzinfarkt und Apoplexien. Rauchende Schwangere bekommen im Vergleich zu Nichtraucherinnen doppelt soviel Totgeborene, Frühgeborene und Neugeborene mit zu niedrigem Geburtsgewicht.

Seelische Gefahren der Wohlstandsgesellschaft. Wir sehen eine erschreckende Zunahme von Jugendkriminalität (1976: Anstieg um 132%), von Jugendselbstmorden, von „neurotischer Depression" bzw. Verwahrlosung (Christa Meves), von Promiskuität (1976: Fast die Hälfte der 15- bis 19jährigen hatte bereits Geschlechtsverkehr). Die Ehescheidungen nehmen ebenfalls erschreckend zu (1976: 30 Scheidungen pro 100 Trauungen, über 100 000 Ehescheidungen pro Jahr in der Bundesrepublik).

> *Die intakte Familie ist die wichtigste Voraussetzung für die seelische Gesundheit der Jugend!*

3 Krankheiten und Probleme

3.1 Atemwegsinfektionen

Infektionen der Atemwege sind die häufigsten Erkrankungen bei Kindern überhaupt. Wie die Cleveland Family Study gezeigt hat, erkranken *Kinder unter 6 Jahren durchschnittlich 7mal im Jahr* daran; 10% haben 12mal oder noch häufiger eine Atemwegserkrankung im Jahr. Die meisten dieser Infektionen werden durch Viren verursacht. Die Winterzeit begünstigt das Auftreten.
Infektionen der oberen Atemwege, d.h. oberhalb des Kehlkopfs, sind die häufigsten. Es sind dies die akute Nasopharyngitis (die banale Erkältung, der Schnupfen), die akute Sinusitis, die akute Pharyngotonsillitis und die Otitis media. Die Infektionen der unteren Atemwege betreffen Larynx, Trachea, Bronchialbaum und Lungenparenchym. Hierbei werden extra- und intrathorakale Atemwegsinfektionen unterschieden. Hauptsymptom bei den extrathorakalen ist der Krupp, d.h. die Dyspnoe durch inspriatorischen Stridor; bei den intrathorakalen das exspiratorische Keuchen, d.h. Dyspnoe durch Obstruktion und Spasmus mit auskultatorisch Giemen, Pfeifen, Brummen, wenn der Bronchialbaum betroffen ist und echten inspiratorischen Rasselgeräuschen, wenn die Lungenalveolen mit Sekret gefüllt sind.
Was die *Behandlung* betrifft, so sollte man sich vor den beiden häufigsten *Fehlern* hüten:
1. Eine viral bedingte Atemwegsinfektion mit Antibiotika zu behandeln, was nicht nur wirkungslos ist, sondern nicht selten eine Allergie und jedenfalls unnötige Arzneimittelkosten mit sich bringt.
2. Gefährlicher – die Frühzeichen einer schweren bakteriell bedingten Atemwegsinfektion zu übersehen und zu spät oder ungenügend Antibiotika einzusetzen. Die Pneumonieletalität während der ersten 2 Lebensjahre beträgt noch fast 20%.

3.1.1 Akute Nasopharyngitis (Schnupfen)

Definition. Die akute Rhinitis, die Entzündung der Nasenschleimhäute, wird durch Viren, hauptsächlich der Rhino-, Adeno-, Entero-, Influenza- und Parainfluenzagruppe verursacht.

Klinisches Bild. Nach kurzer Inkubationszeit (2 Tage) mit Halskratzen, kommt es zu Niesen, verstopfter Nase und wäßrigem Schnupfen. Die Körpertemperatur ist nur gering erhöht. Begleiterscheinungen sind Kopf- und Muskelschmerzen, Appetitlosigkeit, Blähungen, bei jüngeren Kindern auch Durchfall und Erbrechen. Der Schnupfen wird gelber und schleimiger (durch Abstoßung der Entzündungszellen), und nach 7–10 Tagen ist meist alles vorbei.

▶ **Diagnose.** Entzündete, gerötete und geschwollene Nasenschleimhäute mit Verlegung der Nasengänge. Pharynx, Tonsillen, ebenso wie Trommelfelle sind anfangs auch gerötet. Ebenfalls können Halslymphknoten geschwollen sein.

Komplikationen. Bei Säuglingen, Kleinkindern und unterernährten Kindern besteht die Gefahr der bakteriellen Sekundärinfektionen mit Otitis media, Sinusitis, abszedierender Lymphadenitis colli. Bei den nasenatmenden Säuglingen und Kleinkindern ist ein Schnupfen mit völlig verstopften Nasenlöchern nie harmlos, da die Nahrungsaufnahme erschwert ist.

■ **Therapie.** Sie ist nur symptomatisch möglich, z. B. mit Azetylsalizylsäure gegen Kopf- und Halsweh und mit abschwellenden Nasentropfen. Die Eltern müssen darauf hingewiesen werden, daß Antibiotika wirkungslos sind und daß die Krankheit nach 1 Woche abklingt. Linderung bringen z. B. Arbid Schlucktropfen. In die Nase direkt kann man auch gefäßverengende Tropfen 3mal 2 täglich in jede Nasenöffnung geben, z. B. Nasivin (Oxymetazolinhydrochlorid) 0,01% für Säuglinge, 0,025% für Kleinkinder. *Man sollte diese Nasentropfen nicht länger als 5–7 Tage geben, sonst kann es zur Austrocknung und Atrophie der Schleimhäute kommen.* Viel Frischluft, besonders die kühle, feuchte Nachtluft auf dem Balkon, zumindest ein nicht geheiztes, kühles Schlafzimmer wirken günstig.

3.1.2 Akute Sinusitis

Definition. Die Sinusitis ist genauso häufig wie Schnupfen; sie bevorzugt die Wintermonate und die Altersgruppe 6 Monate–6 Jahre. Durch direkte anatomische Verbindung kommt es bei jeder Entzündung der Nase auch zur Schwellung und Sekretion der Nasennebenhöhlenschleimhäute. Schwellen die Ostien zu, kommt es zur Stase in den Nasennebenhöhlen und zur sekundären bakteriellen Infektion. Haupterreger sind Pneumokokken (etwa 50%), Staphylokokken, Streptokokken und Haemophilus influenzae. Meist (bei 90%) sind die Kieferhöhlen (Sinusitis maxillaris) betroffen. Das Auftreten einer akuten Sinusitis wird begünstigt durch vergrößerte Rachenmandeln, eine Nasenseptumdeviation oder bei ältern Kindern, die viel schwimmen, durch häufiges Mit-den-Füßen-zuerst-ins-Wasser Springen. Eine chronische Sinusitis kommt bei über 90% der Patienten mit Mukoviszidose (zystische Pankreasfibrose) vor.

Klinisches Bild. Etwa 3–7 Tage nach einer akuten Rhinopharyngitis, auch nach Masern, Windpocken, Grippe, kommt es zu hartnäckigen Hustenanfällen, meist nachts, wenn das Kind auf dem Rücken liegt. Tagsüber wird der Schleim bzw. der Eiter heruntergeschluckt. Fieber ist selten, Appetitlosigkeit häufig. *Typisch ist der Kopfschmerz beim Bücken.*

▶ **Diagnose.** Klinisch hinweisend sind Schleimeiterstraße an der Rachenhinterwand, Rhinolalie („Banane" oder „Kamillendampf" sagen lassen) durch die verstopften unteren Nasengänge, bei älteren Kindern auch Stirn- oder Schläfenschmerzen oder Schmerzen bei Druck auf die oberen Schneidezähne. Das Röntgenbild zeigt meist eine Verschattung der Nebenhöhlen. Das Röntgenbild sollte jedoch, v. a. bei Kindern unter 5 Jahren, nicht überbewertet werden, da auch jeder banale Schnupfen die Nebenhöhlen einige Wochen eintrübt. Eine Mukozele oder ein Polyp im Sinus maxillaris kann jedoch röntgenologisch sichtbar gemacht werden.

Komplikationen. Eine *akute Ethmoiditis* mit der gefährlichen Verbindung zur Orbita und dem kavernösen Sinus kündigt sich durch Anschwellung des inneren Lidwinkels und durch hohes Fieber an. Selten kann einmal bei Adoleszenten eine akute frontale Osteomyelitis nach einer fulminanten Stirnhöhlenvereiterung auftreten.

■ **Therapie.** Lokal: In den ersten Tagen zur Abschwellung Nasentropfen, bei älteren Kindern Kamillengesichtsdampfbad oder Wärme in Form von Infrarot-, Kurzwellen-, Mikrowellenbestrahlung. In der HNO-Praxis können die Nasengänge wirksam von Schleimeiter befreit werden durch die Absaugmethode von Proetz. Bei Rachenmandelhypertrophie empfiehlt sich die Adenotomie.
Allgemein: Bei hartnäckigen Fällen Amoxycillin 100 mg/kg/Tag oder Cefaclor 50 mg/kg/Tag in 3 Einzeldosen mindestens 10 Tage lang oder Cotrimoxazol 10 mg/kg/Tag Trimethoprimanteil.
Auf keinen Fall sollte man den wichtigen Hustenreflex durch „Hustenblocker" unterdrücken!

3.1.3 Akute Pharyngotonsillitis

Definition. Die akute Halsentzündung (Angina) befällt entweder den Pharynx (virusbedingt) oder die Gaumentonsillen (meist streptokokkenbedingt). 80–90% aller Pharyngitiden sind virusbedingt, z. B. durch Adeno-, Parainfluenza-, Influenza-, Coxsackie A (Herpangina!) und B-, ECHO-, RS-, Epstein-Barr-Viren. Bakterielle Erreger sind zu 90% β-hämolysierende Streptokokken der Gruppe A. Bei Belagangina muß neben der häufigen infektiösen Mononukleose differentialdiagnostisch auch an die heute seltene Diphtherie gedacht werden.

Klinisches Bild. Tabelle 7 zeigt die Differentialdiagnose von 2 häufigen Anginaformen, nämlich der durch Bakterien verursachten Streptokokkentonsillitis und der durch Epstein-Barr-Viren hervorgerufenen infektiösen Mononukleose.

Tabelle 7. Differentialdiagnose bei Angina

	Streptokokken-Angina	Infektiöse Mononukleose
Fieber	+	+
Schluckweh	+	+
Halslymphknotenschwellungen	+	+
Pharyngotonsillitis, auch mit Belägen	+	+
Granulozytose im Rachenabstrich	+	−
Granulozytose im Blut	+	−
Lymphomonozytose im Blut	−	+
Heterophile Antikörper im Serum (Mononukleose-Schnelltest)	−	+

▶ **Diagnose.** Streptokokkennachweis durch Rachenabstrich und Kultur. Im Blut findet sich bei Streptokokkeninfektion gewöhnlich eine Leukozytose über 12000/mm^3 mit Neutrophilie und Linksverschiebung. Im gefärbten und direkt auf Objektträger ausgestrichenen Rachenabstrich sieht man mikroskopisch meist massenhaft neutrophile Granulozyten (und manchmal auch Kettenkokken). Bei Verdacht auf infektiöse Mononukleose Serumschnelltest auf heterophile Antikörper (Monospottest der Firma Ortho) und Blutbild (Monozytoide Lymphozyten).

Komplikationen. Gefahr des Streptokokkenrezidivs: Bei Kindern über 3 Jahren rheumatisches Fieber; akute Glomerulonephritis durch nephritogene Streptokokkenstämme.

■ **Antibiotische Therapie.** Penizillin V (oder Propicillin) oral 600000 bis 1,2 Mill. E./die in 3 Einzeldosen 10 Tage lang. Bei Penizillinallergie Erythromycin 50 mg/kg/die in 3 Einzeldosen oral 10 Tage lang. Lutschbare Lokalantibiotika sollten nicht verwendet werden. *Keine Antibiotika bei infektiöser Mononukleose!*
Eine Tonsillektomie (Operationsletalität immerhin etwa 1 auf 10000) *im akuten Stadium ist kontraindiziert* und auch sonst höchstens bei riesigen, ein Atem- oder Sprechhindernis darstellenden Tonsillen angezeigt. Die in den 30er Jahren vorherrschende Theorie der Fokalsanierung ist längst überholt.

3.1.4 Akute Otitis media

Definition. Die vorwiegend durch Pneumokokken, aber auch Hämophilus influenzae, Staphylokokken und Streptokokken ausgelöste akute Infektion führt zu Flüssigkeitsansammlung und Eiter im normalerweise nur Luft enthaltenden Mittelohr.

▶ *Die Otitis media ist ein tägliches pädiatrisches Problem, etwa 15% aller Infektionen im Kindesalter darstellend. Die Otoskopie sollte daher zu jeder Routineuntersuchung gehören.*
Abzugrenzen ist die ebenfalls häufige katarrhalische Myringitis als Begleiterscheinung viraler Atemwegsinfektionen.

Klinisches Bild. Am dramatischsten verläuft die Pneumokokkenotitis media: Plötzlich (nachts) treten Ohrenschmerzen mit Fieber auf, und innerhalb weniger Stunden kommt es dann zur Trommelfellperforation mit laufendem Ohr. Meist geht einer Otitis media eine Erkältung voraus.

▶ **Diagnose.** Otoskopisch: Verwölbung des geröteten Trommelfells ohne Lichtreflex. Anfangs nur periphere, später erst diffuse Rötung des Trommelfells. *Bei Säuglingen und Kleinkindern kann eine Rötung des Trommelfells auch durch längeres Schreien hervorgerufen werden!* Klinisch: Tragusdruckschmerz.

● Bei Sekretabstrichen aus dem laufenden Ohr ist zu bedenken, daß Saprophyten des äußeren Gehörgans, wie z. B., Staphylokokken den ursprünglichen Erreger der Mittelohrentzündung überdeckt haben können.

Komplikationen. Die akute Mastoiditis war vor der Antibiotikaära häufig, heute ist sie fast verschwunden.
Bei der serösen Otitis media mit Ansammlung von wäßrigem oder dickschleimigem Exsudat *(glue-ear)*, die seltener nach einer eitrigen, häufiger nach einer katarrhalischen Begleitotitis auftritt, fallen die Kinder wochen- oder monatelang nach einer Erkältung durch schlechteres Hören auf.

▶ Die Impedanzaudiometrie des HNO-Arztes führt zur Diagnose. Die Trommelfellpunktion, evtl. mit Einlegen eines Drainageröhrchens, und die Adenotomie werden empfohlen.

■ **Therapie.** Die Tympanoparazentese ist nur noch angezeigt, wenn Antibiotika nach einigen Tagen keine Besserung bringen.
Cephalexin 80–100 mg/kg/die bzw. Cefaclor 50 mg/kg/Tag in 3 Einzeldosen oder Amoxycillin 100 mg/kg/Tag in 3 Einzeldosen. Weitere Mittel sind Cotrimoxazol sowie Erythromycin. Therapiedauer mindestens 7–14 Tage bzw. bis 5 Tage nach Schwinden aller Symptome.

3.1.5 Kruppsyndrom

Definition. Ein Kruppsyndrom entsteht durch Einengung von Larynx oder Trachea als Folge extrathorakaler Atemwegsinfektionen durch verschiedene Erreger. Charakteristisch ist der inspiratorische Stridor, meist vergesellschaftet mit bellendem Husten, Heiserkeit, thorakalen Einziehungen. *Ein Krupp ist immer ein lebensbedrohliches, dramatisches Ereignis, welches sorgfältiger Überwachung durch Arzt und Eltern bedarf!*

Tabelle 8. Klinisches Bild und Differentialdiagnose bei verschiedenen Kruppsyndromen. [Mod. nach Lipow, 1977 u. Mantel, 1977]

	Akute Epiglottitis	Spastischer Krupp	Akute Laryngotracheitis
Maximale Einengung	Supraglottisch	Glottisch	Subglottisch
Alter	2–8 Jahre, auch Erwachsene	1–4 Jahre, rezidivierend	6 Monate bis 3 Jahre
Ätiologie	Meist Hämophilus influenzae, Gruppe B	Viral oder allergisch	Parainfluenzavirus 1, 2, 3; RS-Virus; Influenzavirus A_2, B
Beginn	Stürmisch, innerhalb von 4–12 h sich entwickelnd	Plötzlich, typisch nachts	Allmählich über 24 h
Erstsymptome	Schnell sich verstärkender inspiratorischer Stridor, hohes Fieber, bei schwerkrankem, ängstlichem Kind, Schluckweh, kloßige Stimme, Speichelfluß	Starker inspiratorischer Stridor, kein Fieber, bellender, metallischer Husten	Allmählich stärker werdender inspiratorischer Stridor (manchmal auch exspiratorisch), heisere Stimme, bellender Husten, geringes Fieber

Klinisches Bild. Die 3 wichtigsten Kruppsyndrome (Tabelle 8) sind folgende: Am häufigsten ist der virale Krupp, die akute, stenosierende Laryngotracheitis (früher Pseudokrupp), die meist in den Wintermonaten, 2- bis 3 Tage nach einer Erkältung entsteht. Die akute Epiglottitis ist zwar selten mit weniger als 10% der Kruppatienten, jedoch mit einer Letalität von etwa 20% belastet. Die Mortalität der übrigen Formen liegt unter 1%.

Bei Verdacht auf Epiglottitis bzw. raschem Fortschreiten einer Kruppsymptomatik ist die sofortige Klinikeinweisung lebensnotwendig!

Differentialdiagnostisch bei Krupp muß man auch an Fremdkörper im oberen Ösophagus, Larynx oder Trachea denken und natürlich auch an den ursprünglich namengebenden, den heute so seltenen diphtherischen Krupp.

Verlauf	Zunehmende bis völlige Atemwegsverlegung innerhalb von 6–12 h	Einige Stunden andauernd, oft gänzlich normal morgens, dann erneut in der folgenden Nacht	Länger andauernde Obstruktion, die bis zur Ateminsuffizienz führen kann
Behandlung	Intubation (schwierig, am besten nasotracheal in Inhalationsnarkose), Sauerstoff u. Kaltnebel, i. v. Infusion von Amoxycillin 150 mg/kg/Tag, Sedierung (Truxal 1,5 mg/kg/i. v.)	Kaltnebel oder warmer Dampf (z. B. im geschlossenen Badezimmer Heißwasserdusche laufen lassen, kühle Nachtluft, Sedierung (Chloralhydratrectiole), in schweren Fällen Respirator-O_2-Masken-Überdruckbeatmung mit Verneblung von Adrenalin-Razemat (Micronefrin)	Kaltnebel und Sauerstoff, Micronefrin-O_2-Überdruckbeatmung, Solu-Decortin H 50–100 mg i. m., Sedierung (Choralhydratrectiole), manchmal Intubation notwendig.

3.1.6 Akute Tracheobronchitis

Definition. Infektion der unteren Trachea und der größeren Bronchien, meist zusammen mit einer Infektion der oberen Atemwege, manchmal auch isoliert. Haupterreger sind Rhinoviren, RS-Virus, Adenovirus, Coxsackie-Viren. Eine diffuse Tracheobronchitis ist typisch für Masern. Die hartnäckigste Bronchitis wird bakteriell ausgelöst, nämlich der Keuchhusten durch Bordetella pertussis, einem kleinen gramnegativen Stäbchen.

Klinisches Bild. Anhaltender Husten, anfangs trocken und abgehackt, später schleimig-eitrig. Subfebrile Temperaturen und Appetitlosigkeit. Die eigentliche Virusinfektion dauert nur 3–4 Tage, der Husten ist nach 7–10 Tagen weg. Nur bei Keuchhusten dauert er bis zu 3 Monaten („3 Wochen kommt er, 3 Wochen steht er, 3 Wochen geht er").

▶ **Diagnose.** Klinisch: Husten mit auskultatorisch meist Trachealrasseln und bronchitischen Geräuschen (Brummen, Giemen).

Röntgenologisch: Oft streifig-strähnige, vom Hilus ausgehende Verdichtungen (Peribronchitis).
Blutbild: Nur bei Pertussis aufschlußreich mit absoluter Lymphozytose über 8000/mm^3.

Komplikationen. Sekundäre bakterielle Infektionen, sich ankündigend durch stärkeren, nicht aufhörenden Husten und Fieber, meist durch Pneumokokken, Streptokokken, Haemophilus influenzae.

■ **Therapie.** Kühle Frischluft! Kaltnebel oder warmer Dampf; heiße Milch mit Honig zur Milderung des Hustenreizes im hinteren Pharynx; bei Krankheitsgefühl und Fieber Azetylsalizylsäure. Nur bei hartnäckigem, nächtlichem Husten sind sedierende, kodeinhaltige Hustensäfte indiziert. *Den Eltern ist jedoch klarzumachen, daß Husten der Mechanismus des Körpers zum Hervorbringen von Sekret aus dem Tracheobronchialbaum ist.*
Bei bakteriellen Sekundärinfektionen: Oral Erythromycin 50 mg/kg/Tag oder Amoxycillin 100 mg/kg/Tag oder Cephalexin bzw. Cefaclor 50 mg/kg/Tag (auch gegen H. influenzae wirksam) oder Co-trimoxazol 8–10 mg/kg/Tag Trimethoprimanteil.

3.1.7 Akute Bronchiolitis

Definition. Virusinfektion, hauptsächlich (zu 60–70%) durch RS-Virus, der kleinen, distalen Bronchiolen, welche infolge entzündlicher Wandverdickung und „Leukozyten-Debris-Ausschwitzung" zu erheblicher exspiratorischer Obstruktion führt. Betroffen sind meist Säuglinge, viele davon weniger als 6 Monate alt. Hauptauftreten im Winter und Frühling.
Häufigste Infektion der unteren Atemwege bei Säuglingen. Die leichtere Erscheinungsform wird auch als obstruktive Bronchitis bezeichnet (früher „spastische Bronchitis").

Klinisches Bild. Allmählicher Beginn, oft nach Schnupfen, über 1–2 Tage mit quälendem, trockenem Husten, dann stärker werdender Tachypnoe (60–80/min). Charakteristisch ist das verlängerte, pfeifende Exspirium, oft mit Zyanose, Nasenflügeln und thorakalen Einziehungen. Das Fieber ist gering, selten über 38,5° C.

▶ **Diagnose.** Auskultatorisch: Pfeifen, Giemen. *Als Folge der hochgradigen Obstruktion kann die Belüftung der Lunge schon so gestört sein, daß kaum noch ein Atemgeräusch zu hören ist.*
Perkutorisch: Hypersonorer Klopfschall.
Röntgen: Lungenüberblähung mit abgeflachten Zwerchfellkuppen. Die Überblähung kann so ausgeprägt sein, daß eine Pneumonie übersehen werden kann.
Blutgase: pO_2 erniedrigt, pCO_2 normal oder erhöht.

Komplikationen. Die akute, gefährliche Phase der Bronchiolitis dauert gewöhnlich 24–48 h. 1–2% der Säuglinge bedürfen in dieser Zeit Intensivpflege und mechanischer Beatmung.

> *Bei anhaltenden oder progredienten Atembeschwerden bei obstruktiver Bronchitis ist die Klinikeinweisung erforderlich!*

■ **Therapie.** Sauerstoff- und Kaltnebel, Bronchospasmolytika, z. B. Perphyllon Kindersuppositorien. Die Wirkung von Kortikosteroiden ist umstritten. Eine Sedierung bei schwerer Atemnot ist kontraindiziert. Zuviel intravenöse Flüssigkeit kann den Gasaustausch in der Lunge behindern und bis zum Lungenödem führen.
Antibiotika haben nur Sinn bei bakterieller Sekundärinfektion (Verdichtung im Röntgenthoraxbild), z. B. Amoxycillin 100 mg/kg/Tag oder Cefaclor 50 mg/kg/Tag.

Prognose. *Die obstruktive Bronchitis neigt zu Rezidiven. Bei 20–30% der Patienten geht sie später in Asthma über!*

3.1.8 Pneumonien

Definition. Die akuten Infektionen des Lungenparenchyms, die Pneumonien, gehören immer noch zu den ernsteren Infektionen des Kindesalters, obwohl sie dank Antibiotika, besserer Hygiene und Ernährung nicht mehr wie früher oft zum Tode führen.

> *Viele ältere Kinder mit Pneumonie können ambulant vom Hausarzt behandelt werden, Säuglinge sollten jedoch fast immer stationär aufgenommen werden!*

Grob eingeteilt werden die Pneumonien in solche, die primär das Interstitium befallen – das sind vornehmlich die Viruspneumonien, die Mykoplasmenpneumonie und die seltene, aber lebensbedrohliche Pneumozystis-Pneumonie (bei immundefizienten Kindern, auf hochdosiertes Cotrimoxazol ansprechend) – und solche, die die Alveolen mit Exsudat und Granulozyten auffüllen – das sind die bakteriell (meist Pneumokokken, Staphylokokken, seltener Streptokokken, Haemophilus influenzae) ausgelösten Pneumonien. Nicht infektiöser, allergischer Natur sind interstitielle Pneumonien, die je nach Hypersensibilisierung „Taubenzüchterlunge" oder „Farmerlunge" heißen.

▶ **Klinisches Bild.** *Typisch sind hohes Fieber und auffällige Atmung* mit Tachypnoe, Nasenflügeln, interkostalen und jugulären Einziehungen, leichter Zyanose. *Bauchschmerzen, Meteorismus und Meningismus sind auch oft Pneumonie-*

symptome! Auskultatorisch im klassischen Falle sind charakteristisch *ohrnahe (klingende) fein- bis mittelblasige (inspiratorische) Rasselgeräusche.* Die Pleurabeteiligung ist durch endexspiratorisches „Anstoßen" oder Stöhnen erkennbar. Röntgenologisch typisch sind disseminierte, manchmal konfluierende unregelmäßige kleine Fleckschatten.

3.1.8.1 Viruspneumonie

Häufigste Lungenentzündung in der pädiatrischen Praxis. Der Verlauf ist unterschiedlich, von leicht bei älteren Kindern bis ganz schwer bei Säuglingen. Erreger sind: Parainfluenzaviren, RS-Virus, Adenovirus.

> *Da man nie sicher die viral von den bakteriell ausgelösten Pneumonien unterscheiden kann, empfiehlt sich immer eine antibiotische Behandlung!*

3.1.8.2 Mykoplasmenpneumonie

Häufigste atypische Pneumonie, vorwiegend bei Kindern von 5–15 Jahren. Allmählicher Beginn mit Fieber, Kopfschmerzen, Angina, später Husten, kaum schweres Krankheitsgefühl. Auskultatorisch höchstens vereinzelt feine Rasselgeräusche. Der röntgenologische Befund ist meist unerwartet ausgeprägt mit hilären Verdichtungen und Fleckschatten in den Unterlappen.

● Die Diagnose wird gesichert durch Serum-KBR (ansteigender Titer durch 2 Blutproben innerhalb von 2 Wochen). Die Krankheit dauert bis zu 3 Wochen.

■ Therapie mit Erythromycin 50 mg/kg/Tag, 10 Tage lang oder bei Kindern über 6 Jahren (bei jüngeren Zahnverfärbung möglich) mit Doxycyclin (Vibramycin) 4–10 mg/kg/Tag am 1. Tag, und 2–6 mg/kg/Tag am 2. und die folgenden 6 Behandlungstage.

3.1.8.3 Pneumokokkenpneumonie

Klassische lobäre Pneumonie der früheren Zeit, die aber auch als Sekundärinfektion auftreten kann. Hauptsächlich sind Schulkinder betroffen. Klinisch rascher Beginn, Inappetenz, oft Erbrechen, hohes Fieber, stöhnende Atmung, manchmal toxisches Delirium, *nicht von Hämophilus-influenzae-Pneumonie unterscheidbar.* Bei älteren Kindern pleuritische Schmerzen bei der Atmung. Pleuraergüsse kommen vor. Gehäuftes Zusammentreffen von akuter Appendizitis mit Pneumokokkenpneumonie.

▶ Die Diagnose wird gesichert durch Röntgenthoraxbild (Verschattung) und Blutbild (neutrophile Granulozyten über 10000/mm^3, Stabkernige über 500/mm^3).

■ **Therapie.** Mit Penicillin G 0,05 Mill. E/kg/Tag in 4–6 Teildosen i.v. oder i.m. mindestens 4 Tage über klinische Erscheinungsfreiheit hinaus; bei Verdacht auf

Hämophiluspneumonie Amoxycillin 100 mg/kg/Tag oder Cefaclor 50–80 mg/kg/Tag.

3.1.8.4 Staphylokokkenpneumonie

Foudroyant verlaufende, gewöhnlich mit Abszedierung und Pleuraempyem (Spannungspyopneumothorax bei 25% der Patienten!) einhergehende Pneumonie, ausgelöst durch Staphylokokkus aureus hämolytikus, Phagentyp 80/81. Betroffen sind zu 70% Säuglinge.

▶ *Die Blickdiagnose ist entscheidend:* Dyspnoe mit Nasenflügeln und Einziehungen; graublasses, ängstliches Gesicht mit leichter Lippenzyanose; geblähter Bauch. *Stationäre Aufnahme ist immer erforderlich!* Im Röntgenthoraxbild sieht man anfangs bronchopneumonische Verdichtungen, die an Größe schnell zunehmen und einen ganzen Lappen einnehmen können. Nach Abszeßeinschmelzung bleiben noch längere Zeit Pneumatozelen bestehen. Im Blutbild ausgeprägte Neutrophilie mit Linksverschiebung und toxischer Granulation. Trotz intensiver Antibiotikatherapie und Pleuradrainage überlebten früher nur 50% der Säuglinge.

■ **Therapie.** Pleurapunktion, bei Spannungspyopneumothorax Saugdrainage mit einem Sog von 10 cm Wassersäule. Dicloxacillin (Dichlor-Stapenor) 100 mg/kg/Tag in 3 Einzeldosen anfangs i. v., später oral; bei Penizillinallergie Cephalosporine 200 mg/kg/Tag i. v. Wegen Rückfall- und Absiedlungsgefahr sind die Antibiotika mindestens 1 Woche über die klinische Erscheinungsfreiheit hinaus zu geben.

3.2 Durchfall

Definition. Vermehrter und flüssiger Stuhlgang mit erhöhtem Verlust von Wasser und Salzen, am häufigsten ausgelöst akut durch Infektionen. Die akuten Gastroenteritiden sind nach den Atemwegsinfektionen die häufigsten Infektionen im Säuglings- und Kleinkindalter. Säuglinge haben einen 3–5mal größeren Wasserbedarf pro kg Körpergewicht als Erwachsene und neigen deshalb leichter zur Exsikkose. In den Entwicklungsländern führt der akute wäßrige Durchfall durch Dehydradation bei chronischer Unterernährung zum Tode bei 20–40% der Kinder unter 5 Jahren.
Durchfall bei Säuglingen ist deshalb immer gefährlich, besonders, wenn Fieber dazu kommt.
Nur 20% der infektiösen Gastroenteritiden werden in den gemäßigten Breiten der Erde durch Bakterien verursacht, z. B. durch enteropathogene E. coli, Salmonellen, Shigellen, Yersinia enterocolitica; die anderen durch Viren. Bei 60% der Fälle wurde das 1973 erstmals beschriebene Rotavirus als Erreger diagnostiziert. Antikörper gegen dieses Virus besitzen fast alle über 7jährigen. Die Ro-

tavirusgastroenteritis tritt vorwiegend bei Kleinkindern und Säuglingen in den Wintermonaten auf.

▶ Nicht selten verwechselt eine besorgte Mutter Normalstuhl mit Durchfallstuhl. In der Praxis soll man sich deshalb immer den Stuhl mitbringen lassen und ihn genauestens betrachten und beriechen.

▶ Ein Durchfall, der keiner ist, also ein *Pseudodurchfall,* kommt vor bei mit *Brustmilch ernährten Säuglingen* (gelbgrünlich, bis 20mal am Tag) *und bei Hunger* (wenig, grünlich, dünn).

3.2.1 Akuter Durchfall

Klinisches Bild. Häufige, wäßrige, grüngelbe, stinkende Stühle stehen im Vordergrund, oft anfänglich begleitet von Appetitverlust und Erbrechen. Fieber deutet entweder auf eine parenterale Begleitinfektion hin oder auf eine Verschlimmerung der Enteritis.

▶ Die Exsikkose ist erkennbar an trockener Haut mit vermindertem Turgor (Unterbauchhautfalten bleiben stehen), der eingesunkenen Fontanelle, den tief liegenden, weichen Augenäpfeln.

▶ Schock kündigt sich durch Akrozyanose, schnellen, fadenförmigen Puls, kalte, marmorierte Haut an.

▶ *Die tägliche Gewichtskontrolle (anfänglich auch die Überwachung der Urinausscheidung) ist die wichtigste Verlaufsbeobachtung!*

Diagnose. Die Symptome und die körperlichen Befunde sind entscheidend für die Therapie. Ein Erregernachweis aus dem Stuhl sollte jedoch versucht werden.

● Rotaviren werden am besten elektronenmikroskopisch nachgewiesen aus Stuhlproben vom 3.–4. Tag nach Beginn des Durchfalls; Nachweis aber auch möglich durch Immunelektroosmophorese oder serologisch durch die KBR.

● Ein wie ein Blutbild gefärbter Stuhlausstrich ist ebenfalls nützlich; er gibt mikroskopisch Aufschluß über die Stuhlflora, die normalerweise eine morphologische Vielfalt von Bakterien zeigt. Eine Überwucherung mit Staphylokokken, Pneumokokken, Streptokokken oder Candida ist leicht zu erkennen, ebenso rote oder weiße Blutkörperchen.

Komplikationen. Die wichtigsten Fragen bei einem akut an Durchfall erkrankten Kind an die Eltern sind:
1. Erbricht es und will es nicht mehr trinken?
2. Wie alt ist es?
3. Seit wann ist es krank?

4. Wie groß ist schätzungsweise der Gewichtsverlust (letztes bekanntes Gewicht)?
5. Hat es Fieber?

Eine Dehydradation über 10% Gewichtsverlust muß wegen der Schockgefahr stationär in der Klinik mit intravenöser Flüssigkeit behandelt werden.

Hohes Fieber, manchmal Krampfanfälle, *teigige Dehydradation* und die Kombination von Lethargie und Hyperirritabilität sind charakteristisch für die schwere und lebensbedrohliche (bis zu 50% Letalität!) *akute hyperpyretische Toxikose (hypernatriämische Dehydradation),* die so schnell wie möglich in der Klinik versorgt werden muß.

■ **Therapie.** Bei akutem Durchfall steht im Vordergrund die *Wasserzufuhr* zusammen mit Zucker und Salz, *oral soviel wie möglich, i. v. soviel wie nötig!*
Ein Säugling, der nicht mehr trinkt und eine Dehydradation von über 10% Gewichtsverlust aufweist, muß durch i.v. Dauertropfinfusion behandelt werden.
Trinkmenge etwa 150ml/kg/Tag im Säuglingsalter; Zusammensetzung nach der WHO ½ Teelöffel Kochsalz (3,5 g NaCl), ¼ Teelöffel Backsoda (2,5 g NaHCO$_3$), ¼ Teelöffel Kaliumchlorid (1,5 g KCl) und 2 Eßlöffel Traubenzucker (20 g Glukose) auf 1 l Wasser. Mindestens 1 Teelöffel/min ist einzuflößen.
Einfacher ist das Auflösen jeweils einer Tablette Tee-Elektrolyt-Glukose-Mischung (Oralpädon) in einer Tasse abgekochten Wassers (100 ml).
Bei älteren Klein- oder Schulkindern ist Ersatz möglich durch Pepsi-Cola und Salzstangen.
Nach 1 Tag dieser oralen Glukose-Elektrolytlösung schrittweiser Übergang auf Heilnahrung (Humana, Milupa, Aponti) und dann nach 1–2 Tagen bei älteren Säuglingen auf milchfreie Breie von Karotten und Kartoffeln, Bananen, geriebenem Apfel.
Milch ist wegen der vorübergehenden Laktoseunverträglichkeit bei durchfallskranken Kindern wegzulassen, ebenso die Fette.
Keinen therapeutischen Nutzen haben Antibiotika (ausgenommen bei Salmonellenenteritis, E.coli-Enteritis). Umstritten sind peristaltikhemmende Mittel (Opiate), sowie Kohle, Kaolin, Pektin, Wismuth.

3.2.2 Chronischer Durchfall

Die chronisch rezidivierenden Durchfälle mit Gedeihstörung sind in der Praxis seltener als die akut infektiösen.

● Die quantitative Bestimmung des Stuhlfettgehalts, der Stuhl-pH und die Clinitestprobe sind wichtige Laboruntersuchungen. Bei Kohlenhydratintoleranz ist der Stuhl-pH unter 5,5 und die Clinitestprobe positiv (über 0,5%).

▶ Differentialdiagnostisch kommen als häufigste Krankheiten in Frage:
Zuckerintoleranz,
Kuhmilcheiweißintoleranz,
Irritables Kolonsyndrom,
Zöliakie,
Mukoviszidose.
Bei älteren Kindern:
Colitis ulcerosa,
Morbus Crohn,
Nahrungsmittelallergie.

> Die diagnostische Klärung sowie die Therapie der Kinder mit chronisch-rezidivierendem Durchfall erfolgt am besten durch eine gastroenterologische Spezialambulanz einer größeren Kinderklinik.

3.3 Bauchweh

„Mein Bauch tut weh" ist eine der häufigsten Klagen bei Kindern. Grob unterscheiden kann man dabei – obwohl es fließende Übergänge gibt – die akuten Bauchschmerzen und die chronischen.
Jeder akut einsetzende Bauchschmerz, der länger als 3h dauert, muß zunächst als chirurgischer Notfall betrachtet werden.
Bei den chronisch rezidivierenden Bauchschmerzen – wobei man natürlich vorher, z.B. bei Mädchen, eine chronische Harnwegsinfektion unbedingt ausschließen muß – handelt es sich meist um ein nicht chirurgisches Problem, welches sogar in den meisten Fällen emotioneller, psychosomatischer Natur ist, v.a., wenn weitere körperliche Symptome wie Erbrechen, Durchfall oder Verstopfung fehlen. Die wichtigsten Krankheitsbilder bei akutem Bauchweh sind die Appendizitis und die mesenteriale Lymphadenitis.

3.3.1 Akute Appendizitis

Definition. Schnell phlegmonös werdende Entzündung des Wurmfortsatzes. Wichtigste chirurgische Bauchkrankheit im Kindesalter, in jedem Alter möglich, am häufigsten jedoch zwischen 6. und 12. Lebensjahr.

▶ **Klinisches Bild.** Es gibt kein wirklich verläßliches Symptom! Typisch wäre: Akut auftretender Bauchschmerz, anfangs noch nicht lokalisiert, später meist in den rechten Unterbauch ziehend, gefolgt von Übelkeit, Erbrechen und meist

Stuhlverhaltung. Die Körpertemperatur ist oft nur mäßig erhöht (um 38°C). Das Kind kann nicht mehr auf dem rechten Bein hüpfen, sondern liegt am liebsten ruhig mit angezogenem rechten Bein im Bett. Beim lauten „Kitt"-Sagen erfolgt keine Bauchmuskelkontraktion rechts. Beim Kleinkind kommt bei etwa 30% der Fälle Durchfall, bei etwa 10% der Fälle Verstopfung vor.

▶ **Diagnose.** *Bei der Untersuchung soll das Kind ausgezogen und flach im Bett liegen. Der Arzt schaut bei der Bauchpalpation auf das Gesicht, um auch den geringsten Schmerz sofort zu erkennen.*

1. Puls tasten – der Puls ist oft schneller, als das nur mäßige Fieber vermuten läßt.
2. Bauch auskultieren – die Darmgeräusche sind vermindert (bei etwa 60% der Fälle). Beim Eindrücken und Loslassen des Stethoskops wird sofort Schmerz geäußert.
3. Bauch palpieren – in typischen Fällen finden sich Druckschmerz, Abwehrspannung und Loslaßschmerz, besonders im rechten Unterbauch.
4. Rektal untersuchen – in den meisten Fällen lokalisiert sich ein Druckschmerz im Douglas-Raum rechts; manchmal ist sogar ein abgegrenzter Abszeß tastbar. Immer sollen Genitale und Leistenbruchpforten mit untersucht werden.
5. Labor – *Der Urin muß immer vor einer Appendektomie untersucht werden, um* ● *eine Harnwegsinfektion oder einen Diabetes auszuschließen!*

Das Blutbild mit der Leukozytenzahl ist meist vieldeutig und nicht verwertbar.

Komplikationen. Perforationsgefahr, die nach 24h und besonders bei jungen Kindern stark zunimmt. Die Perforationsrate liegt bei Kindern immer noch über 30% (bei Erwachsenen nur bei 4%)!

> *Bei Appendizitisverdacht sollte deshalb das Kind innerhalb von 24 h mehrmals untersucht oder am besten gleich stationär eingewiesen werden!*

Man muß immer bedenken, daß in den ersten 12h nach der Perforation der Bauch ganz weich sein kann.
Die Zeichen der diffusen Peritonitis sind später bretthartte Bauchwand, schneller Puls, hohes Fieber, trockene Zunge, Facies abdominalis.

■ **Therapie.** Appendektomie auch bei komplizierten Fällen immer so schnell wie möglich. Letalität unter 1%.

3.3.2 Lymphadenitis mesenterica

Die Lymphadenitis mesenterica täuscht am häufigsten Appendizitis vor. Als Auslöser werden Viren vermutet.

▶ Unterschiedlich zur Appendizitis bewegt sich das Kind jedoch viel aktiver im Bett. Auch kommt und vergeht der Schmerz mehr kolikartig.
Es ist nicht zu vermeiden, daß viele dieser Kinder appendektomiert werden. Eine Appendektomie mit dem Risiko der Vollnarkose, der Wundinfektion und des Adhäsionsileus später ist jedoch das kleinere Übel im Vergleich zu einer diffusen Peritonitis nach perforierter Appendix.

3.3.3 Yersinia-enterocolitica-Infektion

Die Yersinia-enterocolitica-Infektion ist in neuerer Zeit mehr bekannt geworden und kann neben einer Enteritis auch das Bild einer Appendizitis vortäuschen. Mesenteriale Lymphknotenabszesse können (selten) durch Yersinia pseudotuberculosis entstehen.

● Die Diagnose kann aus eingeschicktem Stuhl und Serum durch Speziallabors (z. B. Hygiene-Institute der Universitäten) gestellt werden.

■ Co-trimoxazol, Doxycyclin (oder Chloramphenicol) sind hierbei die Chemotherapeutika 1. Wahl.

3.3.4 Differentialdiagnose der akuten Bauchschmerzen

Akute Bauchschmerzen werden außer durch Appendizitis oder Lymphadenitis mesenterica auch von einer großen Zahl Krankheiten anderer Organsysteme verursacht:

Magen-Darm-Trakt
Dickdarmkoliken: Bei Verstopfung, oft sind Skybalae tastbar.
Nabelkoliken (Dreimonatskoliken): Blähungen bei jungen Säuglingen (häufig), bei Nahrungsintoleranz (selten) oder beginnender Enteritis.
Invagination: Vorwiegend bei älteren Säuglingen, in 90% der Fälle Einstülpung des distalen Ileum in das Colon ascendens. Schweres Krankheitsbild mit Schock, Blut im Stuhl meist schon Spätzeichen.
Inkarzerierte Leistenhernie: Ileussymptome wie bei Invagination, Vorwölbung in der Leiste.
Blutendes Meckel-Divertikel: Mehr Blut, weniger Schmerz als bei der Invagination.
Gastroenteritis: Durchfall, oft erst 1–2 Tage später, manchmal auch mit Blut und Schleim. Diffuser Bauchschmerz, bei rektaler Untersuchung Schmerz nicht lokalisierbar, lebhafte Darmgeräusche; auch Umgebungspersonen erkrankt.
Ulcus pepticum: Schmerzen, die mit der Mahlzeit zusammenhängen, oder nächtlicher Schmerz.

Urogenitaltrakt
Harnwegsinfektion: Erbrechen, Fieber, manchmal dumpfe Schmerzen in den Nierenlagern, Leukozyturie und Bakteriurie – *keine Appendektomie ohne vorherige Urinuntersuchung!*

Urolithiasis: Selten im Kindesalter; Hämaturie!
Hodentorsion: Ausstrahlende Schmerzen im Unterbauch; Hoden bzw. Skrotum stark gerötet, geschwollen und druckschmerzhaft.

Respirationstrakt
Lobärpneumonie: Beschleunigte Atmung mit Stöhnen und Anstoßen.
Otitis media: Bei Säuglingen und Kleinkindern Schmerzen manchmal nicht immer am Ohr zu lokalisieren.

Zentralnervensystem
Meningitis: Bauch- und Kopfschmerzen, Erbrechen, Fieber, allgemeine Berührungsempfindlichkeit, Nackensteife.

Endokrinmetabolisches System
Diabetische Ketoazidose: Erbrechen und akute Bauchschmerzen! Anamnestisch Gewichtsverlust und Polyurie. Mundgeruch nach Azeton! Der einfache Urinstreifentest bringt Klärung.

3.3.5 Diffuse, chronisch-rezidivierende Bauchschmerzen

Über wiederkehrende (mindestens 3mal innerhalb von 3 Monaten), relativ kurz dauernde Schmerzen im Bauch klagen viele Kinder. Dies war bei 18% aller Kinder der Fall bei der „1000-Familien"-Studie in Newcastle upon Tyne.
Hier gilt es vor allem, eine organische Ursache auszuschließen. Eine sorgfältige, mit viel Geduld erhobene Anamnese ist dabei am wichtigsten.
Die Schmerzen hängen oft irgendwie mit der Schule, Streßsituationen oder Familienschwierigkeiten zusammen. Sie sind meist nur undeutlich lokalisierbar, gehen aber manchmal mit Übelkeit, Erbrechen, auch Durchfall einher.
Empfindlichkeit und Ängstlichkeit der Kinder sind an den schweißigen Handinnenflächen bei der Untersuchung zu spüren.

▶ *Nur bei etwa 10% der Kinder über 5 Jahren haben diese chronischen Bauchschmerzen eine organische Ursache:* Neben der rekurrierenden Harnwegsinfektion muß auch an eine Hydronephrose gedacht werden. Seltenere Ursachen, meist aber mit Durchfall kombiniert, sind M. Crohn, Colitis ulcerosa oder eine Lambliasis. Zunehmend sollte man an eine Lambliasis (Giardiasis), besonders bei Gastarbeiterkindern, denken.
Madenwurmbefall geht ohne Bauchschmerzen einher. Bei Askaridiasis macht nur der massive Befall, der sogar zu Darmverschluß führen kann, Bauchschmerzen.

● **Diagnose.** Zunächst kann man sich auf wenige Laboruntersuchungen beschränken: Urinstatus, BSG, Hämoglobin, Leukozyten, Blutausstrich, Stuhlausstrich, Transaminasen, Amylase.

An Röntgenuntersuchungen ist die intravenöse Urographie am wichtigsten; nur in ausgewählten Fällen ist eine Magen-Darm-Passage oder ein Kontrasteinlauf notwendig.
Die Sonographie bewährt sich als Screening-Methode immer mehr.

■ **Therapie.** *Der Ausschluß einer schwerwiegenden organischen Krankheit, den Eltern in einem ausführlichen Gespräch mitgeteilt, gibt schon Erleichterung.* Man muß erklären, daß Gefühle von Angst oder Unlust auch durch den Darm mit vermehrter Peristaltik oder Schmerz ausgedrückt werden können, ebenso wie Weinen bei Trauer oder Lachen bei Freude. Eine Wärmflasche oder ein Heizkissen können Linderung bringen. Auch feuchtwarme Umschläge und zart rotierendes Massieren der Nabelgegend helfen manchmal im gegebenen Fall. Vegetativ Labile können durch kalte Dusche morgens und abends, viel Bewegung und Sport abgehärtet werden.

3.4 Appetitmangel

Kaum ein Problem ist so häufig in der kinderärztlichen Praxis und keines letzten Endes so harmlos wie der durch Eßzwang ausgelöste Appetitmangel bei älteren Säuglingen und jungen Kleinkindern. Essen, also die Nahrungseinnahme, ist für die Umwelt sichtbarster Ausdruck für Wohlbefinden, für Gedeihen, für Gesundheit. Um so mehr kreist die beständige Sorge der Mutter um diesen Vorgang. „Mein Kind ißt ja gar nichts" oder „wenn ich nicht mich mehr als andere mühen würde und alles versuchen würde, wäre mein Kind längst völlig vom Fleisch gefallen" oder so ähnlich, so klagen die kummervollen Mütter und bringen ihr meist gut genährt aussehendes Kind zur Untersuchung.
Der Arzt muß sich jetzt durch eine sorgfältige Untersuchung davon überzeugen,
1. daß keine organische Krankheit den Appetitmangel ausgelöst hat;
2. daß das Nicht-essen-wollen des Kindes auf einer Verhaltensstörung beruht, die durch falsche Ansichten und falsches Verhalten der Umwelt verstärkt wird, und
3. muß versuchen, durch Erklärungen und hilfreiche Tricks das Problem zu behandeln bzw. zu verhüten mit der fundamentalen Erkenntnis, daß jedes Kind mit einem für seinen Körper angepaßten Appetit geboren wird und daß man ein gesundes Kind nie zum Essen überreden oder gar zwingen muß.

3.4.1 Untersuchungsgang

1. Am Anfang jeder Untersuchung eines Kindes, besonders eines solchen mit Appetitmangel und angeblicher Abmagerung, steht das Messen und das Wiegen, und das wiederholt in Abstand von Monaten.

Körpergröße, Körpergewicht und Körpertemperatur bilden die fundamentale Untersuchungstrias der Pädiatrie.

2. Daraufhin vergleicht man die Maße des Patienten mit den altersentsprechenden Perzentilen für Größe und Gewicht der Normalbevölkerung oder dem Somatogramm, um festzustellen, ob überhaupt
   a) Größe und Gewicht außerhalb der Normalverteilung, d. h. unter der 3er Perzentile liegen, und
   b) der Gewichtswert auf einer Perzentile unterhalb der des Größenwerts liegt.
3. In weiteren Kontrolluntersuchungen trägt man die ermittelten Werte in die Perzentilenkurve ein, um den Eltern anschaulich zu zeigen, daß Größe und Gewicht kontinuierlich über die Monate und Jahre zunehmen.
4. Bei echter Gewichtsabnahme, besonders wenn sie kombiniert ist mit Blässe
● und ständig erhöhter Körpertemperatur (morgens über 37,5–38°C), sind als wichtigste Screening-Laboruntersuchungen durchzuführen:
   a) Urinstatus (Streifentest plus Zählkammerurin) und Mittelstrahlurinbakterienkultur.
   b) BSG.
   c) Rotes Blutbild (Hb, HK, Erythrozyten, Retikulozyten, MCH).
   d) Weißes Blutbild (Leukozytenzahl, Differentialausstrich).

3.4.2 Differentialdiagnose

Organische Ursachen sind unbedingt zunächst in Erwägung zu ziehen und auszuschließen. Einige Hauptursachen für Krankheiten mit sekundärem Appetitmangel sind:

Im Säuglings- und Kleinkindalter

1. Chronische Harnwegsinfektion. Im Säuglingsalter ist sogar, unterschiedlich zu später, das männliche Geschlecht mindestens ebenso häufig betroffen. Eine Anomalie der Harnwege ist dabei durch Röntgenuntersuchung (Miktionsurethrographie, i. v. Pyelogramm) auszuschließen.
2. Andere Infektionen, z. B. Gastroenteritis, Osteomyelitis, Meningitis sind durch entsprechende klinische und Laboruntersuchungen auszuschließen.
3. Zöliakie (oder andere Intoleranzen). Typischerweise manifestiert sich die Zöliakie, d. h. die Glutenunverträglichkeit, erst im späteren Säuglingsalter, also einige Monate nach Beginn der Getreidebreifütterung. Typische Zeichen sind Unlust, Erbrechen und echter Widerwillen beim Essen. Die Diagnose muß durch Dünndarmbiopsie gesichert werden. Die glutenfreie Nahrung – die lebenslang einzuhalten ist – bewirkt innerhalb von Tagen, zumindest in 1 Woche, einen dramatischen Stimmungsumschlag!
4. Eisenmangelanämie. Diese, unterschiedlich zur physiologischen Trimenonreduktion nach dem 6. Lebensmonat entstandene, ist eine echte Eisenman-

gelanämie und wird manchmal durch alleinige Kuhmilchfütterung über einen circulus vitiosus (hämorrhagische Gastritis) ausgelöst bzw. unterhalten. Die Säuglinge lehnen dann jede „feste" Nahrung, z. B. in Form von Gemüse- oder Fleischbreien ab.

Im Schulalter

Morbus Crohn: Die Diagnose wird durch Röntgenuntersuchung (Magen-Darm-Passage, Kolonkontrasteinlauf) gestellt. Klinisch auffallend sind Dystrophie, Minderwuchs und eine „psychosomatische" Persönlichkeit. Typische Laborbefunde sind stark beschleunigte BSG, Eisenmangelanämie, Stabkernigenvermehrung.

Appetithemmende Medikamente

Stets ist in der Anamnese bei Appetitmangel auch nach der evtl. Einnahme von Medikamenten zu fragen. Häufig gebrauchte sind:
1. Zytostatika (z. B. Cyclophosphamid, Adriamycin, L-Asparaginase) einschließlich der Antimetaboliten (6-Mercaptopurin, Amethopterin, Azathioprin, Cytosinarabinosid, Thioguanin).
2. Aminophyllindauertherapie (z. B. bei Asthma) kann zu einer Magenschleimhautreizung führen.
3. Vitamin D- und A-Überdosierung hemmt den Appetit.

Anorexia nervosa

Von dem harmlosen Appetitmangel im Kleinkindalter ist scharf abzugrenzen die Anorexia nervosa in der Adoleszenz.

Dieses selbst auferlegte, uneinsichtige Fasten führt zu bedrohlichen Krankheitserscheinungen. Das körperliche Bild ist dabei typisch; Mädchen kurz vor oder nach der Menarche mit Amenorrhö, Obstipation, Untertemperatur (unter 36,5°C), Bradykardie (Pulsfrequenz unter 60/min), Hypotonie, trockener, graubrauner Haut mit Hirsutismus, hochgradigem Untergewicht, Leukopenie (manchmal auch Thrombozytopenie), erhöhtem Blutharnstoff, Niedervoltage im EKG.

> *Beim körperlichen Vollbild einer Anorexia nervosa hilft nur sofortiger und längerdauernder stationärer Aufenthalt mit gleichzeitiger somatischer und psychischer Therapie.*

3.4.3 Eßzwang als Ursache der nicht organisch bedingten Essensverweigerung

Hat man also bei dem älteren Säugling oder Kleinkind eine Infektion oder eine andere organische Ursache ausgeschlossen, so bleibt praktisch nur eine, in vielen Variationen vorkommende Erklärung für die Fütterungsschwierigkeiten, nämlich der Eßzwang.

Wie Anna Freud schon schrieb, ist hierbei aus dem Essen statt einer lustvollen Triebverfüllung eine unangenehme, harte Anstrengung geworden.

1. Prädisponierende Faktoren bei dem appetitlosen, das Essen verweigernde Kind sind: Einzelkind, 1. Kind, Nachkömmling relativ alter Eltern, Kind von Eltern, die ebenfalls als Kind Schwierigkeiten mit dem Essen hatten.
2. Falsche Ansichten der Umgebungspersonen lassen das Problem des Appetitmangels überdeutlich hervortreten: die meist übertrieben ängstliche Mutter (oder gar Großmutter) meint nämlich fälschlich:

a) Daß eine zierliche Gestalt oder ein schmaler Körperbau des Kindes von zu wenig Essen herrühre und anfällig für die üblichen Infektionskrankheiten mache.
– Diese ungemein verbreitete Vorstellung ist unbegründet, da Wachstum und Aussehen eines Kindes bei der mehr oder weniger homogenen Umwelt unserer Industriestaaten heute vorwiegend durch das Erbgut, die Gene, bestimmt werden, also familiär bedingt sind.

b) Daß alle Kinder zu allen Zeiten gleichen Appetit haben müssen, obwohl es normalerweise Vielesser und Wenigesser und Vieleß- und Wenigeß-Perioden gibt.
– Richtig ist, daß im 2. Lebenshalbjahr der Appetit normalerweise abnimmt, da sich die Gewichtszunahme verringert. In den ersten 3 Monaten nimmt nämlich der Säugling 180 g pro Woche zu, im 9.–12. Monat dagegen nur 70 g pro Woche.

c) Daß man durch Androhung von Strafen, durch Stopfen mit dem Löffel und durch Versprechen einer Belohnung den Appetit heben könne.
– Im Gegenteil, jeder Zwang verstärkt die Essensverweigerung, liegt doch die 1. Trotzphase des Kindes zwischen 9. Monat und 3. Lebensjahr! Jedes wiederholte unangenehme Erlebnis führt über einen bedingten Reflex zur Ablehnung!

d) Daß durch Ablenkung (Fernsehen, Bücher und Spielzeug zeigen, „Theaterspielen") das Essen leichter und ausgiebiger möglich wäre.
– Im Gegenteil, unterschiedlich zu Erwachsenen, kann das Kind mit noch unausgereiftem Sinnessystem nicht gleichzeitig zwei Dinge tun, wie Beobachten und Essen!

3.4.4 Behandlung

■ Hat man den durch Eßzwang verursachten Appetitmangel vor sich, so ist
1. die Mutter durch regelmäßige Kontrolle von Größe und Gewicht vom Gedeihen ihres Kindes zu überzeugen;
2. die Mutter dahingehend zu beraten, die Mahlzeiten so wenig unangenehm wie möglich für das Kind zu machen, z. B.:

a) nie vor dem Kind über die Notwendigkeit des Essens zu reden. Es ist noch nie ein gesundes Kind verhungert, weil es etwa nicht zum Essen gezwungen worden wäre;

b) zunächst etwa 2 Monate lang nur die Lieblingsspeise vorzusetzen, erst später dann das eine oder andere im Sinne einer ausgewogenen Ernährung hinzuzufügen;

c) zunächst kleinste Portionen auf den Teller zu geben;

d) in Gegenwart anderer Kinder oder zusammen mit der ganzen Familie essen zu lassen;

e) ab 3. Lebensjahr oder schon früher selbst mit dem Löffel essen zu lassen; stets zu vermeiden, liegengebliebene Eßreste reinzuzwingen.

3. Weitere Behandlungstricks:

a) Viel für frische Luft und Bewegung des Kindes sorgen;

b) kein Übermaß an Milch erlauben, insbesondere Milch nicht vor den Mahlzeiten geben, da sie durch lange Verweildauer den Magen füllt;

c) nichts zwischen den Mahlzeiten geben, insbesondere kalorienhaltige (süße Limonade, Nährbier) und fetthaltige Getränke (Kakao) einschränken (zur Durstlöschung reines Wasser vorziehen);

d) falls das Kind nichts ißt, es ohne Nahrung bis zur nächsten Mahlzeit lassen;

e) vor oder nach dem Essen weder belohnen noch bestrafen, weder versprechen noch drohen.

3.5 Erbrechen

Erbrechen kann in jedem Alter vorkommen und alle möglichen Ursachen haben. Erbrechen ist das krampfartige Ausstoßen von Mageninhalt. Meist ist Übelkeit dabei. *Vom echten Erbrechen ist zu trennen gerade im Säuglingsalter das Speien bzw. das Aufstoßen mit Spucken nach der Mahlzeit,* besonders nach hastigem Trinken mit viel Luftschlucken. Auch das genüßliche Wiederkäuen von Mageninhalt (Rumination), manchmal begleitet von Spucken, gilt nicht als Erbrechen. Diese Verhaltensstörung tritt nach dem 6. Lebensmonat auf und verliert sich mit dem 3. Lebensjahr.

3.5.1 Differentialdiagnose

Eine vollständige Liste aller Brechursachen aufzuführen, ginge ins Uferlose. Für die differentialdiagnostischen Überlegungen spielt das *Lebensalter* eine Rolle. So unterscheidet man:
Erbrechen beim Neugeborenen.
Erbrechen beim Säugling.
Erbrechen beim älteren Kind.

3.5.1.1 Magen-Darm-Kanal-bedingt

Passagehindernisse

Ösophagusatresie. Hydramnion der Mutter; Speicheln beim Neugeborenen; „schlaffes" Erbrechen und Dyspnoe beim 1. Füttern; Diagnose durch Sondierungsversuch und Röntgen.

Hiatushernie, Ösophagusachalasie. Häufigkeit 1 auf 1000; Hämatin im Erbrochenen; bei längerem Bestehen Eisenmangelanämie; manchmal Rumination dabei.

Hypertrophische Pylorusstenose. Beginn zwischen 3. und 6. Lebenswoche; Knaben häufiger betroffen; Erbrechen schwallartig, meist die ganze Mahlzeit; peristaltische Wellen.

Duodenalatresie. Nicht schwallartiges Erbrechen, galliggrün, wenn Obstruktion kaudal der Ampulla Vateri.

Ileus. In jedem Lebensalter!

Akute Gastroenteritis. Lebhafte Darmgeräusche; Durchfall oft später; Umgebungspersonen erkrankt.

Akute Appendizitis. Verminderte Darmgeräusche; Douglasschmerz rechts bei rektaler Untersuchung.

3.5.1.2 Nicht-Magen-Darm-Kanal-bedingt

Azetonämisch. Sensible Klein- und junge Schulkinder, häufiger Mädchen; periodisch auftretend, bis 5 Tage anhaltend; Erbrechen bis zu 30mal in 24 h, führt zu gefährlicher Ketoazidose.

Zerebral

Schädeltraumen. Blutungen durch Computertomographie diagnostizierbar.

Meningitis. Bei Neugeborenen zusätzlich verfallenes Aussehen, Trinkunlust, schrilles Schreien, gespannte Fontanelle; bei älterem Kind Nackensteife.

Tumoren. Morgendliche Kopfschmerzen und Nüchternerbrechen, meist ohne Übelkeit.

Hydrozephalus. Zunahme des Kopfumfangs.

Kardial (selten)

Herzkranke Säuglinge mit schwerer Rechtsinsuffizienz.

Metabolisch (selten)

Adrenogenitales Salzverlustsyndrom. Serumkalium hoch, -natrium niedrig; *cave* Verwechslung mit hypertrophischer Pylorusstenose!

Diabetische Ketoazidose. Glutenintoleranz (Zöliakie), Fruktoseintoleranz, Galaktoseintoleranz, Phenylketonurie.

Bei Infektionen (häufig!)

Der Atemwege: Rhinopharyngitis, Tonsillitis, Otitis, Bronchitis, Bronchopneumonie, Pertussis!

Der Harnwege: meist mit Bauchweh.

Nichtorganisch
Aufregung, Angst, Reisekrankheit.
Migräne. Schon bei Kleinkindern, mit Kopf- und Bauchschmerzen einhergehend, oft zyklisch auftretend.

3.5.1.3 Ingestion, Intoxikation

Medikamente
Alle möglichen (Zytostatika, Psychopharmaka, Antirheumatika, Antibiotika, Antikonvulsiva, Antihistaminika, Salizylate u. a.).
Erbrechen bei einem sonst gesunden Kind aus heiterem Himmel; Eltern verneinen oft zunächst den Zugang zu Medikamenten zu Hause.
Giftige Beeren, Blätter, Früchte, besonders im Sommer und Herbst.

3.5.2 Therapiemaßnahmen

■ Ein einmaliges oder kurz dauerndes Erbrechen, wie es so häufig bei einer akuten Atemwegs- oder Magen-Darm-Infektion vorkommt, ist gewöhnlich harmlos. Meist genügt eine Nahrungskarenz von etwa 6h bei älteren Kindern und das löffelweise Zuführen (10 ml alle 10 min) von zimmerwarmer Glukosesalzlösung (Oralpädon) oder Tee; bei älteren Kindern abgestandene Pepsi-Cola, dazu später Salzstangen. Medikamentös zur Unterdrückung des Brechreizes manchmal zusätzlich ein Dimenhydrinat (Vomex) Suppositorium oder Phenobarbital.
In jedem Fall von Erbrechen muß die Ursache geklärt oder wahrscheinlich gemacht werden.

> *Ein Kind jeder Altersstufe mit unklarem, anhaltendem Erbrechen muß in die Klinik eingewiesen werden.*

▶ *Körpergewicht, Hautturgor, Bewußtseinszustand* müssen bei jedem anhaltenden Erbrechen täglich, manchmal stündlich kontrolliert werden!

3.6 Harnwegsinfektionen

3.6.1 Definition

Eine Harnwegsinfektion (HWI) entsteht durch Bakterien in irgendeinem Teil des Harntrakts (Zystitis, Zystopyelitis, Pyelitis, Pyelonephritis). Zu unterscheiden ist die akute HWI und die chronische, meist auf Reinfektionen beruhende. Bei der rekurrierenden HWI, muß man ausschließen, ob eine anatomische Veränderung vorliegt oder nicht. Nur bei Neugeborenen und jungen Säuglingen er-

kranken mehr Knaben als Mädchen, sonst überwiegt die Zahl der Mädchen mit etwa 30:1. Im Alter von 2–5 Jahren erkranken etwa 1% aller Mädchen, in den weiteren 5 Jahren jeweils 0,5% mehr, so daß vor der Pubertät etwa 5–10% aller Mädchen eine Harnwegsinfektion durchgemacht haben.
Haupterreger ist E.coli, weniger häufig Enterokokkus, Klebsiella, Enterobacter, Proteus, Pseudomonas, Staphylokokkus aureus.

3.6.2 Klinisches Bild

▶ Oft sind keine oder nur uncharakteristische Symptome wie Inappetenz, Müdigkeit, Fieber, Erbrechen und Bauchweh vorhanden. Die klassischen Zeichen wie häufiges Wasserlassen, Einnässen, Brennen beim Wasserlassen (wegen der schmerzhaften Miktion wird sogar paradoxerweise der Urin besonders lang gehalten), Schmerzen in den Flanken und der Blasengegend fehlen meist bei Säuglingen und Kleinkindern. Ein übler Uringeruch ist jedoch auffallend.

3.6.3 Diagnose

1. Uringewinnung – bei Säuglingen durch angeklebten Beutel (wenn aus Beutelurin eine positive Bakterienkultur mit 10^5 Keimen/ml erwächst, dann ist zur Sicherung der Diagnose eine suprapubische Blasenpunktion notwendig!); bei Kleinkindern frischer Mittelstrahlurin, am besten Morgenurin, z. B. mit Hilfe des Uricult-Topfes (Fa. Orion, Helsinki) gut auffangbar.
2. Bakterienkultur, z. B. auf Fertignährböden (Uricult, Urotube) durch Eintauchen oder „in den Strahl halten" und anschließender Bebrütung. „Signifikante" Bakteriurie = mehr als 10^5 Keime/ml. Eine Erregeridentifizierung und ein Antibiogramm sind obligatorisch bei rekurrierender HWI und sollten dem geschulten Mikrobiologen vorbehalten bleiben.
3. Nitritharnstreifentest – gut geeignet zum „Sieben" bei E.coli Infektionen. 85% aller Fälle mit HWI werden erkannt, wenn im Morgenurin an 3 aufeinanderfolgenden Tagen damit untersucht wird.
4. Mikroskopisch – 1 Tropfen unzentrifugierten Urin in die Zählkammer: Über 50 Leukozyten/mm^3 = signifikant für Harnwegsinfektion. „Falschpositive Leukozyturien" können aber auch bei Vulvovaginitis, Pneumonie, Tonsillitis vorkommen. Die Leukozyturie kann aber auch bei vielen Patienten mit „signifikanter" Bakteriurie fehlen. Geübte können in der Zählkammer auch Bakterien erkennen.
Schnelltest für die Praxis:
Einen kleinen Tropfen Urin auf Objektträger eintrocknen lassen und mit Methylenblau oder Diff-Quik färben. Wenn im Mikroskop Bakterien neben Leukozyten sichtbar sind, so ist eine HWI so gut wie sicher. Bei 90% der Patienten mit signifikanter Bakteriurie sind auch Bakterien direkt mikroskopisch nachweisbar.

Röntgen
1. Ausscheidungsurographie (IVP) als einmaliges Screening bei allen Kindern, spätestens bei 2. Harnwegsinfektion.
2. Miktionszystourethrographie (MCU) beim 1. Rückfall oder wenn im IVP pyelonephritische Narben gefunden werden. Zum Ausschluß eines entzündungsbedingten Refluxes empfiehlt sich, das MCU erst nach (6–8 Wochen) Behandlung durchzuführen.
3. *Keine Wiederholung mehr von MCU und IVP, wenn keine chirurgisch korrigierbaren Läsionen gefunden werden!*
Eine Urethralstenose ist meist eine nicht behandlungsbedürftige Überdiagnose.

Ursache eines vesikoureteralen Refluxes können sein: Schleimhautschwellung, chronische Entzündung, neurogene Blase, Divertikel, infravesikale Obstruktion, Doppelureter. Der Reflux wird in 5 Schweregrade eingeteilt, eine Antirefluxplastik ist erst ab III. Grad indiziert.

3.6.4 Therapie

1. Primär akute HWI. 10 Tage lang Co-trimoxazol 5–8 mg Trimethoprim/kg/Tag in 2 Einzelgaben als Saft oder Tabletten (oder Nitrofurantoin 5 mg/kg/Tag in 3 Einzelgaben oder Amoxycillin 100 mg/kg/Tag in 3 Einzelgaben oder Cefaclor 50 mg/kg/Tag).
2. Chronisch rekurrierende HWI. Therapie nach Antibiogramm! Zur Reinfektionsprophylaxe – etwa 80% der Mädchen erleiden eine Reinfektion innerhalb eines Jahres – 6monatige Dauertherapie in niedriger Dosierung, z. B. Nitrofurantoin 3 mg/kg/Tag als 1 Gabe abends (zur besseren Verträglichkeit in magensaftresistenter, dünndarmlöslicher Form).

Bakteriologische Urinkontrollen 1mal pro Monat in den ersten 3 Monaten, dann alle 3 Monate im 1. Jahr nach vorherigem (5 Tage) Absetzen des Medikaments.

3.7 Einnässen

3.7.1 Definition, Pathogenese

Als nächtliches Bettnässen, Enuresis nocturna, bezeichnet man das wiederholte und nicht bemerkte *Harnlassen während des Schlafs in einem Alter von mehr als 5 Jahren,* ohne daß organische Blasen- oder Harnröhrenanomalien (Inkontinenz) vorliegen.
(Enuresis nocturna et diurna ist eher verdächtig auf organische Ursachen.)
Die Enuresis ist häufiger bei Knaben.
Bei Kindern aus niedrigeren sozialen Schichten.
Bei Kindern von Eltern mit früherer Enuresis.

Tabelle 9. Normale Entwicklung der Blasenbeherrschung

Im Neugeborenenalter	Reflexurinieren durch sich verstärkenden Blasendruck, 12–16mal in 24h, Blasenkapazität 30–60 ml
Mit 15 Monaten	Volle Blase wird bewußter, Harnlassen erfolgt manchmal schon beim Topfsitzen; Nasse Windeln machen Unlustgefühle.
Mit 3 Jahren	Volle Blase kann für kurze Zeit zurückgehalten werden. Tagsüber meist trocken; nachts nur trocken, wenn das Kind zwischen 21 und 24 Uhr aufgenommen wird
Mit 4 Jahren	Miktion kann bei fast voller Blase durch Kontraktion von Zwerchfell und Bauchmuskeln ausgelöst werden; Harnlassen kann bei voller Blase durch bewußte Kontrolle verzögert werden; nachts meist trocken
Mit 6 Jahren	Blasenentleerung ist schon bei unterschiedlichen Füllungszuständen möglich (wie bei Hunden)
Im Schulalter	Urinieren 5–7mal in 24 h. Blasenkapazität bei Adoleszenten 250–550 ml

Die Zahl der Bettnässer geht mit dem Alter zurück!
Diese *Spontanheilungstendenz (10–15% pro Jahr)* ist bei allen gepriesenen Behandlungsmethoden zu berücksichtigen: Mit 4 Jahren nässen noch etwa 20% der Kinder ein, mit 7 Jahren 7%, mit 10 Jahren 2%.
Pathogenetisch liegt eine im Vergleich zur normalen Entwicklung (Tabelle 9) *verspätete Ausreifung* der Koordination zwischen Detrusor-Kontraktion und der reflektorischen Erschlaffung des Sphincter vesicae externus vor. Oft findet sich auch ein funktionell kleineres Blasenvolumen.
Eine *sekundäre Enuresis* nach bereits längerer „Trockenperiode" wird meist *durch emotionellen,* das Selbstvertrauen des Kindes erschütternden *Streß* hervorgerufen. Auch Konflikte spielen eine Rolle.

3.7.2 Diagnostisches Vorgehen

Anamnese. Differentialdiagnostisch auszuschließen sind eine *Harnwegsinfektion (bei 10% der Patienten mit schwerer Enuresis* entweder als Folge oder als Ursache), eine Harnwegsanomalie, Diabetes mellitus, Diabetes insipidus, Spina bifida mit neurologischen Ausfällen, geistige Retardierung, übermäßiges Trinken.
Besondere Fragen: Vorkommen von Enuresis in der Familie, bisherige Behandlungsmethode, Bereitschaft von Kind und Eltern, aktiv bei der Beseitigung die-

ses Übels mitzumachen. Häufigkeit der „nassen" Nächte. Stärke des Harnstrahls (Vormachen lassen!).

- **Urinuntersuchung.** Spezifisches Gewicht (1020 oder höher zeigt normale Nierenfunktion an), Zucker, Eiweiß. Leukozyten, Erythrozyten, Bakterienkultur.

Analklebestreifen. Bei Mädchen Wurmeiersuche, um eine Oxyuriasis auszuschließen.

Röntgen. Intravenöses Pyelogramm und Miktionszystourethrogramm bei Verdacht auf Anomalien (bei Harnträufeln subvesikale Obstruktion ausschließen).

3.7.3 Behandlung

Verhaltenstherapie. Entscheidend ist, das schwer angeschlagene Selbstvertrauen des Kindes wieder aufzurichten durch gemeinsames Bemühen von Kind und Eltern. Interesse und Zuversicht des Arztes spielen dabei eine wichtige Rolle. Die Spontanausreifung der Blasenkontrolle ist immer wieder zu erwähnen, auf keinen Fall mit Strafe drohen, sondern kleine Belohnungen anregen für jede „trockene" Nacht mit Führen eines Kalenders oder Ausmalen einer Tiervorlage (Zebra, Giraffe, Krokodil). Gelegentlich ist auch eine Psychotherapie sinnvoll, wenn man Anhalt dafür hat, daß die Enuresis Symptom einer tiefergreifenden Störung ist. Eine gepriesene somatische Methode ist das Blasentraining durch Steigerung des Trinkens mit Verzögerung des Wasserlassens, Technik nach Kimmel und Kimmel, Behandlungsdauer 20 Tage. 50% der Behandelten werden trocken, sobald tagsüber der Urin in der Blase 1 h länger angehalten werden kann.

- **Blasentraining**

1. Einmal täglich Urin so lange wie möglich anhalten, am besten nach Heimkommen von der Schule.
2. In dieser Zeit soviel wie möglich Wasser, Milch oder Saft trinken.
3. Nach möglichst langem Urinanhalten, Wasserlassen in ein graduiertes Gefäß, so daß man die tägliche Steigerung des Blasenvolumens sehen und aufschreiben kann.
4. Der Patient führt sorgfältig Buch über jede Urinmenge, sowie über die „trockenen" und die „nassen" Nächte.
5. In der Zeit des Urinanhaltens soll das Kind abgelenkt werden, z. B. durch Spiele mit Eltern und Geschwistern.
6. Nach erfolgter Steigerung des Blasenvolumens wird der Harnstrahl geübt, der Vater zeigt z. B. dem Jungen, wie man beim „Pinkeln" plötzlich stoppt und wieder anfängt.
7. Danach übt das Kind mehrmals täglich, den Urinstrahl anzuhalten und freizulassen.

Weckapparat als letztes und stärkstes Mittel der Verhaltenstherapie: z. B. Stero Enurex (Firma Stegat und Roth, Münster) oder Klingelmatratze: Behandlungsdauer 6 Wochen, indiziert nur bei Kindern über 8 Jahren.

Medikamentös. Nur bei hartnäckigen Fällen, Überdosierung lebensgefährlich: Imipramin (Tofranil) als 1 Dosis abends mit 10 mg anfangend, bei bis 12jährigen auf 25 mg, bei über 12jährigen auf 50 mg steigern. Behandlungsdauer 2 Monate, dann schrittweise Absetzen. Erfolgsquote 25–40%.

3.8 Hodenhochstand

Im allgemeinen liegen die Hoden bei Geburt schon im Hodensack. Können die Hoden nicht im Skrotum getastet werden, so liegt ein Maldescensus vor. Dies ist bei etwa 0,7% aller Knaben gegen Ende des 1. Lebensjahrs der Fall. Bei 20–25% der Fälle liegt die Retentio testis beiderseits vor.
▶ *Bei etwa ⅓ der Patienten ist die Retentio testis mit einem Leistenbruch kombiniert.*
Die Palpation bei Hodenhochstand muß vorzugsweise am stehenden Patienten im warmen Raum mit warmen Händen geschehen. Findet sich der Hoden nicht im Skrotum, so werden vorsichtig Leistenkanal (Leistenhoden) und Umgebung des Skrotums (Hodenektopie) abgetastet.

3.8.1 Definitionen

Je nach Lage des Hodens unterscheidet man:
Bauchhoden (Retentio testis abdominalis). Der Hoden ist in das Abdomen verlagert oder fehlt ganz. Bei diesem Fall der Anorchie ist die Diagnose durch Plasma-Testosteron-Bestimmung zu klären.
Leistenhoden (Retentio testis inguinalis). Der Hoden liegt im Leistenkanal. Eine Sonderform ist dabei der *Gleithoden,* wobei der Hoden zwar manuell in das Skrotum gebracht werden kann, beim Loslassen jedoch sofort in die alte Lage zurückgeht.
Pendelhoden. Der Hoden ist normalerweise im Skrotum, besonders im warmen Bad, steigt aber häufig durch den Kremasterreflex in den Leistenkanal.

3.8.2 Behandlung

1. *Pendelhoden brauchen nicht behandelt werden!*
2. Bei Hodenektopie oder bei Hodenhochstand kombiniert mit Leistenbruch empfiehlt sich die Operation im 1. Lebensjahr.
3. Bei unkomplizierten Leistenhoden, Gleithoden und Bauchhoden wird primär eine hormonelle Therapie mit humanem Choriongonadotropin (HCG: Pregnesin, Primogonyl) durchgeführt.

Dosis: Lebensalter bis 2 Jahre 250 E; bis 6 Jahre 500 E; über 6 Jahre 1000 E HCG i.m., jeweils 10 Injektionen, d.h. 2mal wöchentlich über insgesamt 5 Wochen.

Ist der Hoden 3 Wochen nach dieser Hormonkur nicht deszendiert, muß operiert werden. Als Nebenwirkungen während der Hormonkur kann es zur Erektion, Penisvergrößerung kommen. Diese Veränderungen bilden sich zurück. Eine Pubertas praecox wird nicht ausgelöst. Eine Kontrolle ist etwa 6 Monate nach erfolgreicher hormoneller und operativer Therapie notwendig.

Bei etwa 10% der behandelten Kinder muß mit einem Rezidiv gerechnet werden. Eine Wiederholung der HCG-Kur ist nur dann sinnvoll, wenn das Rezidiv nach einer erfolgreichen 1. Hormonbehandlung eingetreten ist.

Die Behandlung des Hodenhochstandes sollte zwischen dem 1. und 2. Lebensjahr erfolgen! Im 1. Lebensjahr, besonders bei Frühgeborenen, kann der Deszensus noch spontan erfolgen. Nach dem 2. Lebensjahr wird ein Schwund an Spermatogonien bei nicht deszendierten Hoden nachweisbar. *Bei verspätet einsetzender Therapie droht die spätere Infertilität.* Auch ist bei nicht deszendierten Hoden mit einem erhöhten Risiko an Hodentumoren zu rechnen.

3.9 Blässe

„Mein Kind sieht so schlecht aus, es ist oft so blaß", so hört man Mütter von Klein- und Schulkindern sagen. In den wenigsten dieser Fälle liegt eine echte Anämie vor. Wegen einer angeblichen Anämie werden Kinder oft mit Eisen oder Folsäure oder Vitamin B_{12} behandelt, ohne daß die Diagnose bzw. der Mangel genau gesichert ist.

Die beiden häufigsten *Fehleinschätzungen bei Blässe* sind:
1. Die *vasomotorische Scheinanämie* bei kreislauflabilen Kindern mit „Ringen unter den Augen".
2. Die *Verkennung der physiologischen Hämoglobin- und Hämatokritwerte* im Säuglingsalter.

Bevor man von Anämie spricht, muß also der Hämoglobinwert bzw. der noch zuverlässigere und einfachere Hämatokrit vorliegen.

3.9.1 Definition der Anämie

Von Anämie spricht man bei Verminderung des Hämoglobins und der Erythrozyten unter die Altersnorm, d.h. nach der Säuglingszeit bei Hämoglobin unter 11 g/dl oder Hämatokrit unter 33%.

Die Anämien werden verursacht entweder durch ungenügende Bildung oder durch vermehrten Untergang bzw. Verlust von Hämoglobin oder Erythrozyten (Tabelle 10).

Tabelle 10. Anämien

Durch verminderte Produktion	Durch vermehrten Verlust oder Zerstörung
1. Eisenmangel Verminderte Zufuhr (Frühgeborene, Mangelernährung) Erhöhter Bedarf (Wachstum, Polyglobulie) Blutverlust (Geburt, Nasenbluten, Magendarmläsion, Hakenwürmer, Operationen, Menstruation) *2. Folsäuremangel* Malabsorption Therapie mit Folsäureantagonisten (Methotrexat) *3. Vitamin-B_{12}-Mangel* Malabsorption (Zöliakie, Imerslund-Syndrom) *4. Sekundäre Anämien* Chronische Infektionen oder Entzündungen Chronische Nephropathie Zytostatische Therapie Endokrine Unterfunktion *5. Knochenmarkversagen* Akute Erythroblastopenie Aplastische Anämie Infiltration durch Leukämie- oder Tumorzellen	*1. Akute Blutung* *2. Hämolyse – angeboren* Erythrozytenmembrandefekte (Sphärozytose, Elliptozytose, Stomatozytose) Hämoglobindefekte (Thalassämie, Hämoglobinopathien) Erythrozytenenzymdefekte (Pyruvatkinasemangel, Glukose-6-phosphat-dehydrogenase-Mangel) *3. Hämolyse – erworben* Immunologisch (Coombs-positive Wärme-Autoantikörperanämie, Transfusionszwischenfälle, Rh- und ABO-Inkompatibilität) Toxisch, medikamentös (Bleivergiftung, Innenkörperanämien, Methämoglobinämie) Mechanisch (Herzklappenersatz, disseminierte, intravasale Koagulation, hämolytisch-urämisches Syndrom)

Tabelle 11. Altersabhängige normale Hämoglobin- und Hämatokritwerte (Angenäherte Mittelwerte)

Alter	Hb (g/dl)	HK (%)
Nabelschnur	17,0	52
24 h	20,0	60
2 Wochen	17,5	55
4 Wochen	15,0	44
8 Wochen	12,0	37
12 Wochen	11,5	34
6 Monate	12,0	36
1 Jahr	12,5	37
5 Jahre	13,0	38
10 Jahre	13,5	41
Älter	♂ 14–16 ♀ 13–15	♂ 44 ♀ 41

Etwa 15% aller Kinder weisen bei uns eine Anämie auf, wobei in etwa der Hälfte der Fälle ein Eisenmangel zugrunde liegt. Die altersabhängigen Verschiebungen im Säuglingsalter (Tabelle 11) sind bei der Anämiediagnose streng zu berücksichtigen, nämlich der Abfall des Hämoglobins von 17–21 g/dl mit Makrozyten und Retikulozytose beim normalen Neugeborenen bis auf etwa 11 g/dl mit Normozyten und Retikulozytopenie im Alter von 2–3 Monaten.
Diese Trimenonreduktion ist normal und spricht nicht auf Eisen an!
Die Trimenonreduktion ist verstärkt (Hb 9 g/dl oder weniger) bei Frühgeborenen, Zwillingen, Blutverlust bei Geburt und natürlich bei Eisenmangel der Mutter.
Die Hämoglobinwerte steigen normalerweise nach dem 4. Monat wieder an und erreichen in der Adoleszenz 13–15 g/Tag bei Knaben und 11–13 g/dl bei menstruierenden Mädchen.

3.9.2 Anamnestische Hinweise für eine Anämie

Sie kann man schon aus der Vorgeschichte erhalten:

Vor dem 6. Monat. Bei Geburt Blutverlust oder fetomaternale bzw. fetofetale Transfusion (Zwilling); Austauschtransfusion wegen Hyperbilirubinämie, z. B. wegen Rh-, AB0-Unverträglichkeit, aber auch wegen hereditärer Sphärozytose (Kugelzellanämie), der häufigsten angeborenen hämolytischen Anämie in Mittel- und Nordeuropa.

Nach dem 6. Monat. Übermäßige, alleinige Kuhmilchernährung (über 1000 ml/Tag) führt zum Eisenmangel!

Mittelmeerkinder. Thalassämia major und minor. Die Minorform, d. h. die heterozygote β-Thalassämie ist häufig und kann wegen Hypochromie und starker Mikrozytose oft mit der Eisenmangelanämie verwechselt werden. Glukose-6-phosphat-dehydrogenasemangel.

Neger, Südtürken. Sichelzellanämie.

Chronische Entzündung. Rezidivierende Atemwegsinfekte; rheumatoide Arthritis; Morbus Crohn, Colitis ulcerosa; chronische Glomerulonephritis; septische Granulomatose.

3.9.3 Klinisches Bild bei Anämie

▶ Die Blässe steht im Vordergrund. Sie ist am besten erkennbar an den Lippen, Augenbindehäuten, am Fingernagelbett.
Eine allmählich sich entwickelnde Anämie äußert sich in Müdigkeit, Schwäche, Reizbarkeit, Schwindel, Kopfweh.
Eine plötzlich einsetzende Anämie macht Unruhe, Durst, Übelkeit, Erbrechen, Tachykardie.

Eine akute Hämolyse ist gekennzeichnet durch plötzliche Blässe mit Ikterus, dunklem Urin, Schüttelfrost, Bauch- und Gliederschmerzen und manchmal vergrößerter Milz.

> *Blässe mit hämorrhagischer Diathese und Infektionen bzw. Schleimhautulzerationen weist auf eine zusätzliche Verminderung von Thrombozyten und Granulozyten hin und erfordert unbedingt eine Knochenmarkpunktion zur Klärung!*

3.10 Blutungen

3.10.1 Definition

Eine hämorrhagische Diathese, die Bereitschaft zu Spontanblutungen oder verlängerten und verstärkten Verletzungsblutungen, entsteht durch einen mangelhaften Blutstillmechanismus bei Störungen der Thrombozyten, Gerinnungsfaktoren oder Blutgefäße. Entsprechend unterscheidet man Thrombozytopathien (meist in Form von Thrombozytopenien), Koagulopathien und Vasopathien. Tabelle 12 zeigt die wichtigsten, hämorrhagischen Krankheiten bei Kindern. Die erworbenen Krankheiten, besonders die postinfektiöse Thrombozytopenie, sind viel häufiger als die angeborenen. Noch öfter kommt allerdings das durch Trauma oder Entzündung (Rhinopharyngitis) ausgelöste banale Nasenbluten vor, dem glücklicherweise selten eine echte hämorrhagische Diathese zugrunde liegt. Die Häufigkeit der Hämophilie beträgt etwa 1:10000. Die Verbrauchskoagulopathie ist eine erworbene Gerinnungsstörung, nämlich eine disseminierte intravasale Koagulation (DIC), meist ausgelöst bei Sepsis durch gramnegative Erreger.
Bei jeder Operation, auch bei kleineren wie Adenotomie, Tonsillektomie, Zahnextraktion sollte eine Blutungsneigung ausgeschlossen werden.
Physiologischerseits besteht kein Unterschied im Blutstillmechanismus zwischen Erwachsenen und Kindern, ausgenommen die ersten 7 Lebenstage, wo die vitamin-K-abhängigen Gerinnungsfaktoren II, VII, IX, X noch vermindert sind.

3.10.2 Anamnese

Familie
- X-chromosomaler Erbgang bei Hämophilie, z. B. kranke Onkel und Vettern mütterlicherseits.
- Autosomaldominanter Erbgang bei v. Willebrand-Jürgens-Syndrom, z. B. Patientenmutter mit früherer starker Menstrualblutungen.

Tabelle 12. Hämorrhagische Diathesen

Plasmatisch	Thrombozytär	Vaskulär
1. *Hämophilie A* schwer: unter 1% Faktor VIII mittelschwer: 1–5% Faktor VIII leicht: 5–35% Faktor VIII 2. *Hämophilie B* 3. *Hemmkörperhämophilie* 4. *Verbrauchskoagulopathie*	1. *Idiopathische thrombozytopenische Purpura (ITP)* akut chronisch 2. *Sekundäre Thrombozytopenie* Bei aplastischer Anämie Bei Leukämie 3. *Thrombasthenie Glanzmann* 4. *Thrombopathie v. Willebrand-Jürgens*	1. *Purpura Schoenlein-Henoch* 2. *Vitamin C-Mangel* 3. *Purpura allergica* (gegen Arzneimittel) 4. *Morbus Osler*

Patient
- Zirkumzisionsblutung im Neugeborenenalter, z. B. bei schwerer Hämophilie.
- Zahn-, Gelenkblutungen im Kleinkindalter, z. B. bei mittelschwerer Hämophilie.
- Petechien nach vorhergehender Virusinfektion, z. B. bei postinfektiöser Thrombozytopenie.
- Petechien gleichzeitig mit Blässe, Fieber, Lymphknotenschwellungen, z. B. bei Leukämie.
- Purpura mit Gelenkschwellungen und Bauchschmerzen, z. B. bei Purpura Schoenlein-Henoch.
- Sepsis, Enzephalitis, hämolytisch-urämisches Syndrom, z. B. bei Verbrauchskoagulopathie.

3.10.3 Klinisches Bild

▶ Eine Koagulopathie macht vorzugsweise Blutungen in Weichteile und Gelenke oder langsam sickernde Schleimhautblutungen.
Die Verbrauchskoagulopathie erkennt man am Schock bzw. an Mikrozirkulationsstörungen (kalte, livide Haut, intravitale Totenflecke). Die Kapillarfüllzeit am Fingernagelbett ist länger als 1 s.
▶ Eine Thrombozytopenie macht fleckförmige Hautblutungen (Petechien), auch hervorrufbar durch Hautkneifen oder distal einer aufgeblasenen Blutdruckmanschette.
▶ Eine Vasopathie (P. Schoenlein-Henoch) macht purpuraartige bis pfenniggroße Makulopapeln, die typisch auf Extremitäten und Gesäß verteilt sind und eine Blickdiagnose erlauben. Thrombozyten und Gerinnungsfaktor sind normal.

3.10.4 Labordiagnose

1. Blutabnahme: Kapillarblut für Thrombozytenzahl und Blutausstrich. Venenblut (1 Teil 3,8%iges Na-Zitrat + 9 Teile Blut) für Gerinnungsstatus.
2. Blutausstrich: Thrombozytenmenge und -morphologie; fragmentierte Erythrozyten.
3. Zählkammer: Thrombozytenzahl; Leukozytenzahl.
4. Blutungszeit: Über 6 min bei Thrombozytopenie, Thrombozytopathie, Aspirinhochdosierung.
5. Partielle Thromboplastinzeit (PTT): Verlängert bei Mangel an Faktor VIII und IX.
6. Prothrombinzeit (PT) QUICK: Verlängert bei Mangel an Faktor II, V, VII, X.
7. Fibrinogen.
8. Fibrinspaltprodukte: Splits über 20 µg/ml bei Verbrauchskoagulopathie.

3.10.5 Therapie

■ **Nasenbluten.** Nase mit Daumen, Finger und Taschentuch 10 min zusammendrücken. Eine wirksame Nasentamponade zu Hause oder in der Praxis ist leicht durch einen festsitzenden Keil gesalzenen Schweinespecks zu bewerkstelligen. (Reflexmäßig: Kleinfingerendglied mit Gummiband fest umwickeln).

■ **Menstrualblutung (übermäßige nach der Menarche).** Primosiston 3mal 1 Tbl./Tag, 10 Tage lang; bei Rezidiv Überweisung an Gynäkologen.

■ **Thrombozytopenie.** Bei leichten Fällen Überwachung und Schädeltraumaverhütung, bei schweren (Thrombozyten unter 5000/mm^3) evtl. Thrombozytenkonzentrate i. v.; in Erprobung Sandoglobulin i. v.

■ **Hämophilie.** Überwachung durch Spezialsprechstunde, Prophylaxe und Therapie ab Schulalter zu Hause. Faktor VIII-Konzentrat 40 E/kg als Startdosis, 20 E/kg alle 12–24 h als Erhaltungsdosis, bis Blutung steht (durch 1 E/kg Anstieg von Faktor VIII um 2%).

■ **Verbrauchskoagulopathie (z. B. bei Waterhouse-Friderichsen-Syndrom).** Sofortige Klinikeinweisung, unterwegs Dauertropfinfusion mit Plasmaexpander, Penicillin G 1 Mio. E. i. m.

3.11 Lymphknotenschwellungen

Das lymphatische Gewebe, einschließlich Tonsillen und Thymus, wächst im 1. Lebensjahrzehnt am stärksten, um sich dann allmählich zurückzubilden. Der Erwachsene hat relativ nur halb soviel lymphatisches Gewebe wie das Kleinkind. *Lymphknotenschwellungen unterschiedlicher Genese kommen daher bei Kindern häufig vor,* sind sie doch Ausdruck der 1. Auseinandersetzung zwischen Krankheit und Organismus.

3.11.1 Vorgehen

Anamnese. Sind die Knoten nach Verletzung, Insektenstich, Tierkontakt, Umgebungsinfektionen aufgetreten?
Wie lange schon vorhanden? Größer werdend?

▶ **Untersuchung.** Handelt es sich wirklich um Lymphknoten (und keine Kiemengangszysten, Lipom, Hämatom, Dermoidzyste, Myogelose)?
Ist es eine lokalisierte, isolierte oder eine generalisierte Lymphknotenschwellung?
Schmerzhaft? Verschieblich oder verbacken?
Reiskorn-, erbs-, bohnen-, pflaumengroß oder noch größer?
Vorhanden in der Leiste (häufig, meist ohne Bedeutung), im Kieferwinkel (häufig, nicht schwerwiegend) oder bedenklicher in der Achsel, Supraklavikulargegend oder gar Ellenbeuge?
Ist gleichzeitig die Milz vergrößert?

● **Labor.** BSG, Hb, HK, Thrombozyten, Leukozyten, Differentialausstrich; Serum-Mononukleoseschnelltest, Rötelntiter, Antistreptolysintiter, Toxoplasmose; beim Säugling Listeriose und Luesreaktionen; Tuberkulintest.

■ **Therapie ex juvantibus.** Vor allem *bei isolierter, akuter Lymphadenitis colli, die meist durch Staphylo- und Streptokokken verursacht* wird: Cephalexin 80–100 mg/kg/die oder Cefaclor 50 mg/kg/die in 3 Teildosen oder Erythromycin 50 mg/kg/die in 3 Teildosen, 7–10 Tage lang. Bei Verdacht auf Abszedierung (die durch heiße Packungen beschleunigt werden kann) Punktion der Inzision (durch die Eiteruntersuchung wird die Diagnose bakteriologisch gesichert).

Probeexzision. Bei immer noch unklarer Diagnose hilft nur die histologische Untersuchung eines beteiligten in toto entfernten Lymphknotens (möglichst nicht von der Leiste).
Bei generalisierten Lymphknotenschwellungen muß vor der Probeexzision eine Knochenmarkaspiration durchgeführt werden!

3.11.2 Differentialdiagnose

Lokal-benigne. Infizierte Haut (Wunde, Ekzem), infizierter Insektenstich, Kopflausbefall,
Tonsillitis, Adenoide,
Stomatitis, Gingivitis, Zahnabszeß,
BCG-Impfung,
Aktinomykose, Toxoplasmose,
Tuberkulose, Lues.

Lokal-maligne. Hodgkin-Lymphom,
Non-Hodgkin-Lymphom,
Metastase (Neuroblastom, Rhabdomyosarkom).

Generalisiert-benigne. Infektiöse Mononukleose, Röteln, Zytomegalie, Toxoplasmose,
Kawasaki-Syndrom,
Lues, Brucellose, Tularämie.

Generalisiert-maligne. Leukämie,
Non-Hodgkin-Lymphome,
M. Abt-Letterer-Siwe.

3.12 Hautausschlag

Akute Hautausschläge sind meist *Erytheme,* d.h. fleckige, gefäßbedingte Hyperämien der Haut. Bei Flüssigkeitsaustritt aus Gefäßen können diese roten Flecken auch etwas erhaben makulopapulös oder bei stärkerer Ausprägung urtikariell werden. Von diesen Hautausschlägen ohne Bläschen sind natürlich die mit Bläschenbildung, also besonders die durch Varizellen-, Zoster- und Herpessimplex-Viren hervorgerufenen, abzutrennen.
Für das praktische Handeln bewährt sich eine Einteilung der Exantheme in infektiöse und nichtinfektiöse (toxisch allergische).

3.12.1 Differentialdiagnose der infektiösen Exantheme

Anfang des 20. Jahrhunderts hat man die infektiösen Exanthemkrankheiten numeriert. Die 4. Krankheit (M. Filatow-Dukes) ist jetzt als besondere Form des Scharlachs erkannt worden. Als Erinnerung für die Praxis zur Unterscheidung wurden die klassischen *infektiösen Exantheme* tabellarisch geordnet (Tabelle 13).
Darüber hinaus gibt es erythematöse Exantheme als nicht obligate Begleiterscheinung verschiedener Viruskrankheiten wie infektiöse Mononukleose (bei etwa 15% der Fälle), Zytomegalie, Echo-, Coxsackie-Viruskrankheiten.

3.12.2 Allergische Exantheme

Erythema toxicum neonatorum. Das *Erythema toxicum neonatorum* ist harmlos, meist makulopapulös und tritt bei Neugeborenen in den ersten Lebenswochen auf.

Arzneimittelexanthem. Dem Arzneimittelexanthem begegnet man in der Praxis wohl am häufigsten. Es kann mit Masern verwechselt werden. Die katarrhalischen Symptome und der Husten sind jedoch nicht so ausgeprägt. Fieber kann

Tabelle 13. Infektiöse flächenhafte Exantheme

	1. Scharlach	2. Röteln	3. Masern	5. Ringelröteln	6. Dreitagefieber
Synonyma	Scarlatina Scarlet fever (engl.)	Rubeola (dtsch.) Rubella (engl.) German measles	Morbilli Rubeola (engl.) Measles	Erythema infectiosum Fifth disease (engl.)	Exanthema subitum Roseola *infantum* Pseudorubella (engl.)
Prodromi (Tage)	0	1–2	3–5	0	3
Inkubation (Tage)	3	14–21	9–11	14	7
Exanthem	Punktförmig Hochrot Rauh	Feinfleckig Rosa	Großfleckig Braunrot	Gitternetzartig Arme, Beine Rot	Feinfleckig Rosa
Ausgangsort	Gesicht (Periorale Blässe)	Gesicht	Retroaurikulär	Wangen („Papillon")	Stamm
Dauer (Tage)	4–10	1–3	4–7	11	1–2
Begleitbefunde	Fieber Tonsillitis Lymphadenitis colli	Nuchale Lymphadenitis	2. Fieberanstieg „verheult, verrotzt, verschwollen", Husten Koplik-Flecke	Juckreiz Lymphadenitis Arthalgie	Fieberabfall
Leukozyten	Neutrophilie Eosinophilie	Neutropenie	Leukopenie	Normal	Neutropenie

vorkommen, auch eine Leukopenie. Penizilline, insbesondere die halbsynthetischen wie Ampicillin, sind die häufigsten Auslöser, aber auch Antipyretika, Barbiturate, Sulfonamide und v. a. Die gefährlichste Form ist das Lyell-Syndrom (Epidermolysis acuta toxica).

> *Ein Kind mit toxischem Exanthem und blasiger Abhebung von Haut und Schleimhäuten muß sofort stationär eingewiesen werden.*

Purpura Schoenlein-Henoch. Die Purpura Schoenlein-Henoch ist eine infektallergische Reaktion 2–3 Wochen nach einem Infekt der oberen Luftwege und charakterisiert durch fleckige Hautblutungen, manchmal papulourtikarieller Art, die schubweise vorwiegend am Gesäß, Beinen und Armen auftreten. Bauch- und Gelenkschmerzen sowie oft eine Hämaturie gehören dazu.

▶ **Blickdiagnose**
■ Keine spezifische Behandlung, nur Beruhigung von Patient und Eltern. Genaue Überwachung des Urins (Glomerulonephritis) und des Bauchs (Invagination) sind jedoch wichtig!

3.13 Hautkrankheiten

Hautkrankheiten sind bei Kindern sehr häufig – man denke nur an die Windeldermatitis des Säuglings oder die Akne vulgaris des Jugendlichen – meist lästig und langwierig, aber selten lebensgefährlich. Fächer wie Dermatologie, Pädiatrie, Immunoglogie, Epidemiologie, Genetik, überschneiden sich hier, und oft stehen sich verschiedene Lehrmeinungen gegenüber. Wir wollen uns auf die für die Praxis wichtigsten Dermatitiden, Infektionen und Hämangiome beschränken.

3.13.1 Atopische Dermatitis

Definition. Die atopische Dermatitis, auch Neurodermitis oder endogenes Ekzem genannt, ist eine Manifestationsform einer autosomal dominant vererbten Diathese unterschiedlicher Penetranz, die bei etwa 10–20% der Fälle auch mit allergischer Rhinitis, Konjunktivitis, Asthma bronchiale einhergeht.
Häufigkeit: 3% der Bevölkerung, etwa 1% aller pädiatrischen Konsultationen. Bei 80% der Patienten beginnt das Ekzem im Säuglingsalter, aber *kaum vor dem 3. Lebensmonat*. Schubweiser Verlauf, meist im Herbst und Winter stärker. Bei ⅔ der Patienten verschwindet die Dermatose nach dem 3. Lebensjahrzehnt.

▶ **Klinisches Bild.** *Leitsymptom ist der Juckreiz, besonders abends! Ekzemform*, bei Säuglingen: An Wangen, Stirn, behaartem Kopf, Brust, Armstreckseiten

und Handrücken Rötung und Bläschenbildung, Nässen (ekzeo = Überkochen) mit braunen Krusten nach sekundärer Infizierung.
Lichenform, bei Klein- und Schulkindern: An Ellen*beugen,* Kniekehlen, Nakken, Hand- und Fußgelenken, flächenförmige, nicht scharf begrenzte Lichenifikation (Grobfelderung der Haut) mit Schuppenkrusten und Erosionen.
Prurigoform, seltener, in höherem Alter: An Extremitäten und Rumpf zerkratzte Juckknoten, oft mit Depigmentierungen.
Dyshidrotisches Syndrom: Stark juckende, blasige, hyperkeratotische oder schuppende Veränderungen zwischen den Fingern, an Finger- oder Zehenkuppen oder Handflächen und Fußsohlen.

Diagnose

1. Klinisches Bild.
2. Stigmen: Atopie-Fältchen (Hautfältchen im Unterlid, vom inneren Augenwinkel schräg abwärts nach außen laufend).
  „Atopie-Hand" (vergröberte und vermehrte Handfurchen). Weißer Dermographismus (durch Vasokonstriktion), roter nur bei Kombination mit Asthma bronchiale.
  Fahle, kühle Haut („Spastische Blässe") mit gesteigerter Piloarrektion („Gänsehaut").
  Verzögertes, verringertes Schwitzen.
3. Bluteosinophilie nur bei Kombination mit allergischer Rhinitis oder Asthma bronchiale.
4. Serum-IgE stark erhöht (über 1000 I. U./ml), besonders im Schub und bei gleichzeitigem Asthma bronchiale.

Komplikationen. Bakterielle Sekundärinfektion durch Staphylokokken und Streptokokken.
Ekzema herpeticatum.
Ekzema vaccinatum (deshalb keine Pockenimpfung).

■ Therapie

1. *Lokal* (Nur im Extremfall kurz dauernd auch oral) anfangs bei schweren Fällen hochkonzentrierte Glukokortikoidexterna (Betnesol-V Lotio, Volon, Locacorten), 4mal tgl., dann Creme (Celestan-V Creme), später 1% Hydrocortisonsalbe (Scheroson F Salbe). Zur Vermeidung von Hautatrophien sollten die hochkonzentrierten Kortikosteroidpräparate nur kurzfristig (höchstens 5 Tage) eingesetzt werden. Weiterbehandlung mit kortikoidfreier Basissalbe (Parfenac).
  Bei der trockenen Lichenform Steinkohlenteer enthaltende Präparate (Teer-Linola-Fettsalbe, Fissan Teercreme oder Unguentum Cordes).
2. *Allgemein.* Keine woll- oder kunstfaserhaltige Kleidung, am besten tags und nachts nur reine, ausgewaschene Baumwolle tragen!
  Hitze, Kälte, Austrocknung, mechanische Hautreizung meiden.

Keine Zitrusfrüchte, keinen Fisch, wenig Würze und Kochsalz essen.
Klima-(Besserung in den Alpen und an der Nordsee) und Balneotherapie (Schwefel-, Kohlensäure-, Moorbäder) mit anschließender Rückfettung der Haut, *Ölbäder:* Balneum Hermal (auch mit Teer).
Zur Beruhigung und Juckreizstillung: Fenistil, Tavegil oder Atosil.
Bei Sekundärinfektion: Erythromycin 50 mg/kg/die, 7 Tage lang.
Fingernägel kurz schneiden.

Prognose. *Mit der Pubertät verringern sich Beschwerden und Rückfallgefahr.*

3.13.2 Seborrhoische Dermatitis

Definition. Häufige, ätiologisch unklare Dermatose, die in den ersten Lebenswochen auftritt, innerhalb von wenigen Wochen oder Monaten abheilt und von dem seborrhoischen Ekzem des Erwachsenen unterschieden werden muß.

▶ **Klinisches Bild.** Hautrötung mit fettigen Schuppen, scharf begrenzt, teils konfluierend, auf dem behaarten Kopf („Kopfgneis") und hinter den Ohren beginnend, auch in der Genitoglutaelregion. Kein Juckreiz, Prognose gut. Besonders die großen Falten (Hals, Achsel, Leisten, Genitale, Rina ani, Nabel) sind betroffen.

Komplikationen. *Erythrodermia desquamativa Leiner,* eine ernstzunehmende, schälende, generalisierte Hautrötung, bei Malabsorptions-Syndrom bzw. C_5-Komplement-Mangel.

> Diese noch unklare lebensbedrohende Krankheit erfordert Klinikeinweisung.

Sekundärinfektion, v. a. durch Candida (Soor-Dermatitis).

Differentialdiagnose
1. *Atopische Dermatitis.* Beginn erst nach dem 2. Lebensmonat, Wangen und Stirn befallen, Windelgegend ausgespart, starker Juckreiz, chronischer Verlauf, weitere atopische Krankheiten bei Patient und Familienangehörigen.
2. *M. Abt-Letter-Siwe* (Histiozytose X). Purpuraartige ekzematoide Läsionen, meist auch Hepatosplenomegalie, Anämie, Fieber. Diagnose dieser maligne proliferierenden Erkrankung durch Hautabkratzpräparat oder Biopsie (Histiozyten, Eosinophile).

■ **Therapie.** Kopfwäsche mit Satina, lokal (nach Schuppenablösung durch 2%iges Salizylöl) fettarme, kortikosteroidhaltige Creme (Locacorten-Vioform Creme oder kombiniert mit Salizylsäure: Locasalen Salbe). Bei Candidiasis der Anogenitalregion nystatinhaltige Paste (Multilind, Candio-Hermal) dünn auftragen.

3.13.3 Windeldermatits

Definition. Die Windeldermatitis, die Dermatitis glutaealis infantum, ist wohl die häufigste Säuglingskrankheit überhaupt. Sie wird verursacht durch Kontakt mit Urin, Stuhl, Chemikalien. Prädisponierend für diese toxische Hautreizung sind: Ammoniak, welches durch bakterielle Harnzersetzung entsteht; Inkontinenz z.B. bei Spina bifida; Enteritis mit häufigen Durchfallstühlen; Rachitis; seborrhoische Dermatitis; Candidainfektion.

Klinisches Bild. Scharf begrenzte Hautrötungen, manchmal mit Blasen und Schuppen, ja selbst Ulzera bedeckt, in der Gluteal-, Pudendal- und Femoralregion. Bei Soordermatitis sieht man bis zum Nabel heraufziehend weinrote Haut mit randständigen, glänzenden Schuppen.

Candidadiagnose durch Kultur oder Mikroskopie direkt: Mit Skalpell abgekratzte Schuppen unter Deckgläschen auf Objektträger legen, 1 Tropfen 10% KOH-Lösung dazu, kurz durch die Flamme ziehen und bei schwacher Vergrößerung auf Sporen und Hyphen untersuchen.

Therapie
1. Häufiges Windelwechseln, *Mullwindeln verwenden, keine Plastik- („Pampers-Dermatitis") oder luftdicht abschließende-windeln* oder -höschen; keine hautreizende Detergentien oder Seife, nur Öl zur Hautreinigung verwenden.
2. Zinkpaste, *dünn* auftragen, zum Abdecken, später Penaten Creme. *Keine Glukokortikoidexterna!*
   Bei Candidasuperinfektion 2%ige Gentianaviolettlösung oder nystatinhaltige Paste (Multilind- oder Candio-Hermal-Paste), *dünn* mehrmals täglich auftragen.

3.13.4 Tinea capitis

Definition. Durch Dermatophyten, hauptsächlich Mikrosporum, im Bereich des behaarten Kopfs hervorgerufene, höchst ansteckende (Schul- und Heimepidemien, Meldepflicht!) Pilzinfektion.
Seltener ist das durch tiefe Trichophytie (meist durch Rinder übertragen) an den Kopfhaarfollikeln verursachte eitrig-phlegmonöse Kerion Celsi.

Klinisches Bild. (bei Mikrosporie). Scharf begrenzte, mehrere cm im Durchmesser große grauweiße, schuppende Herde mit abgebrochenen Haaren – „wie mit Asche bestäubt".

● **Diagnose**
1. Blaugrünfluoreszenz unter Wood-Licht. Nicht alle Pilze fluoreszieren, jedoch tun es die häufigsten Erreger, M. audoini und M. canis.
2. Mikroskopisch direkt im abgeschabten Material unter 10%iger KOH-Lösung nach 5 min: Tineamyzel in den Epidermiszellen.
3. Kultur.

■ **Therapie.** Griseofulvin (Likuden M) 10mg/kg/Tag, bei Kleinkindern bis 3 Jahre 2mal 125 mg/Tag, bei älteren Kindern 3mal 125 mg/Tag, mindestens 6 Wochen lang oder bis Wood-Fluoreszenz negativ. Bei Tabletteneinnahme Milch trinken lassen. Lokal zusätzlich als Puder oder Creme Miconazol (Daktar) 3mal tgl. für 3 Wochen. Haustiere wie Katzen oder Hunde als Ansteckungsquelle ausschalten.

3.13.5 Impetigo contagiosa

Oberflächliche, durch Strepto- und Staphylokokken verursachte, mit Bläschen und Pusteln einhergehende, vorwiegend um Mund und Nase lokalisierte, sehr ansteckende Pyodermie bei Kleinkindern. – Eine *Sonderform* ist das gefährliche Pemphigoid der Neugeborenen und jungen Säuglinge *(Dermatitis exfoliativa Ritter von Rittershain oder „Staphylococcal scalded skin syndrome")* mit Abschälen großer Hautteile, hervorgerufen durch Staphylococcus aureus, Phagentyp 71 oder 79. *Sofortige Klinikeinweisung ist notwendig!*

■ **Therapie.** Baden mit Satina, lokal Refobacin Creme oder besser Fucidine Gel, allgemein evtl. Erythromycin 50 mg/kg/Tag, 10 Tage lang. 4 Wochen später Urin- und Blutdruckkontrolle, um eine durch Streptokokken induzierte Glomerulonephritis nicht zu übersehen.

3.13.6 Skabies (Krätze)

Stark juckende, 1–2 cm große Vesikopapeln, hervorgerufen durch die Krätzmilbe, die etwa so groß ist wie ein Zuckerkörnchen. Lieblingsstellen sind Zwischenfingerräume, Fußsohlen und Handflächen, Genital- und Glutealregion, Nabelgegend. Durch Sekundärinfektion Pustelbildung.

▶ *Diagnostisch hinweisend sind Milbengänge sowie gesteigerter Juckreiz bei Bettwärme und Jucken bei Familienmitgliedern (Mutter). Zur Zeit ist die Krankheit in Mitteleuropa wieder stark verbreitet.*

● **Diagnose**
1. 1 Tropfen Paraffinöl (oder anderes Öl) auf die am stärksten juckende Stelle.
2. Abschaben der mit den Fingern angehobenen und ausgedrückten Läsionen.
3. Aufbringen und Ausstreichen des Materials auf Objektträger.
4. Ein Tropfen Öl dazu und Deckgläschen darauf.
5. Mikroskopieren bei schwacher Vergrößerung: außer Milbe auch Eier und Milbenstuhl erkennbar.

■ **Therapie.** *Nicht nur Patient, sondern alle Verdachtskranke der Wohngemeinschaft müssen behandelt werden.*
Nach Säuberung mit warmem Wasser und Seife wird der gesamte Körper vom Hals abwärts einschließlich der Finger- und Zehenzwischenräume sorgfältig

eingeschmiert mit Hexachlorzyklohexan-Emulsion (Jacutin). Frische Unter- und Bettwäsche. Baden nach 24 h und erneut Wäschewechsel. 1–2malige Wiederholung. Bei Säuglingen und Kleinkindern jeweils nur eine Körperhälfte einschmieren und schon nach 3 h baden. Auch nach Abtötung der Krätzemilben kann der Juckreiz noch einige Tage anhalten.

3.13.7 Pediculosis capitis (Kopfläuse)

Kopfläuse sind wieder häufiger geworden und kommen heutzutage in allen sozialen Schichten vor. Die etwa 2–4 mm langen Tiere wechseln bei direktem Kontakt, wie z. B. beim Zusammenstecken der Köpfe in Schule und Kindergarten, den Wirt.

▶ Bevorzugter Aufenthalt der Kopfläuse sind Nacken und Schläfengegend. Das Blutsaugen der Läuse ruft stark juckende papulöse Stichreaktionen hervor. Charakteristisch ist die regionale Lymphadenitis.

Diagnose. Im Nackenhaar, der Schläfen- und Ohrengegend ist nach Läusen und besonders nach den am Haar angeklebten Eikapseln (Nissen) zu suchen, evtl. mit der Lupe.

■ **Therapie.** Einreibungen mit Goldgeist Forte oder Hexachlorzyklohexan (Jacutin Gel) nach Vorschrift. Danach Kopfwäsche, Nachspülen mit Essigwasser, Ablösen der Nissen, Auskämmen.

Nach dem Bundesseuchengesetz (§ 45,1, § 48,1 u. 2) dürfen Kindergärten und Schule nicht besucht werden, solange noch Verbreitungsgefahr der Läuse besteht.

3.13.8 Hämangiome

Der *Naevus flammeus,* auch *Storchenbiß* oder mediales Feuermal genannt, aus flachen Teleangiektasien bestehend (also keine Gefäßgeschwulst!), oberhalb der Nase, an der Stirn und im Nacken, ist ganz häufig, aber harmlos, da er im Laufe des 1. Lebensjahrs von allein verschwindet. Die Vererbung ist autosomal dominant. Ein stärker rot gefärbter und halbseitiger Naevus flammeus des Gesichts kann auf das seltene Sturge-Weber-Syndrom hinweisen.

Das *Säuglingsangiom,* das über oder unter der Haut sitzende *Blutschwämmchen* oder Erdbeerhämangiom, ist eine gutartige, entwicklungsbedingte Wucherung der Blutgefäße mit rein kapillärer Differenzierung! Es fällt bei Geburt oder in den ersten 2 Lebenswochen erstmals auf und wird gewöhnlich in den ersten 6–12 Lebensmonaten noch größer, sehr zum Kummer der Eltern. Die Größe ist variabel, stecknadelkopf- bis handtellergroß. Charakteristisch sind hellrote, weiche beetartige oder knotige Schwellungen. *Diese Hämangiome gehen fast alle spontan zurück!* Der Beginn der Regression ist erkenntlich an der zentralen Aufhellung. 50% sind nach 5 Jahren verschwunden, fast alle mit 7 Jahren. *Eine Therapie ist nicht notwendig,* dafür aber sorgfältige Größenkontrolle (und Elternberuhigung) alle 6 Wochen im 1. Lebensjahr. Nur bei sehr ungünstigem Sitz ist eine ganz vorsichtige β-Strahlentherapie oder chirurgische Exzision indiziert.

Bei *Riesenhämangiom* (Kasabach-Merritt Syndrom) mit Thrombozytopenie und Verbrauchskoagulopathie kann man mit Prednisolon 2 mg/kg/Tag zunächst 4 Wochen lang behandeln, dann jeden 2. Tag weitere 4 Wochen. Gewöhnlich beobachtet man einen Wachstumsstillstand und eine leichte Rückbildung des Hämangioms innerhalb von 2 Wochen.

3.14 Kopfweh

3.14.1 Häufigkeit

Chronisches, wiederkehrendes Kopfweh ebenso wie Bauchweh ist als allgemeines Unlustsymptom vieldeutig bei Kindern und kann organische wie psychische Ursachen haben. Am häufigsten kennt man wohl Kopfweh als Prodromi allgemeiner Virusinfektion. Im besonderen kündigen sich intrakranielle Infektionen wie Enzephalitis und Meningitis durch Kopfschmerzen an. Sinusitis, Anämie, Hypo- wie Hypertonie werden oft als Ursache chronischen Kopfwehs angeschuldigt, sind es aber selten.
Kleine Kinder klagen über Kopfweh nicht so häufig wie Erwachsene.
Wie eine Studie aus Schweden zeigte, hatten bis zum Alter von 7 Jahren 2,5% der Kinder häufiges, nicht migräneartiges Kopfweh, 1,4% eine echte Migräne und 35% sporadisch auftretende Kopfschmerzen verschiedener Ursache. Im Alter von 15 Jahren hatten dann 15,7% häufiges, nicht migräneartiges Kopfweh, 5,3% eine echte Migräne und 54% sporadische Kopfschmerzen erlebt.

3.14.2 Einteilung

Bei Kopfschmerzen ist zwischen „organischen" und „funktionellen" zu unterscheiden.
Eine organische Ursache bei Kindern mit chronischen Kopfschmerzen wurde nach verschiedenen Studien nur in 5–13% der Fälle gefunden.
Weiter kann man die Kopfschmerzen einteilen nach dem *zeitlichen Auftreten:*
1. Akute.
2. Akute, periodisch wiederkehrende.
3. Chronische, nicht zunehmende.
4. Chronische, zunehmende.

Oder nach dem *Entstehungsort:*
1. Extrakranielle.
2. Intrakranielle.

Oder nach dem *Notfallcharakter:*
1. Lebensbedrohliche: Blutung; Tumor; Meningitis, Enzephalitis.
2. Nicht lebensbedrohliche: Neuralgie; Migräne.
3. Quälend, aber harmlos: Posttraumatische; psychogene.

3.14.3 Diagnostisches Vorgehen

3.14.3.1 Anamnese (für die Diagnose am aufschlußreichsten)

Fragen nach *Begleitreaktionen:* Übelkeit, *Erbrechen,* Schwindel, *Fieber,* Schweißausbruch, Lichtscheu, *Bewußtseinstrübung.*

> *Jedes Kind mit zunehmenden Kopfschmerzen und Begleitreaktionen sollte unverzüglich zur diagnostischen Klärung stationär eingewiesen werden!*

Beginn. Plötzlich, morgens oder abends, Wochenanfang (Schule) oder Wochenende.
Auslöser. Vorheriger Unfall, Streß (Schule), Infektion, Menstruation, Lärm, Fernsehen, Kino; Medikamente.
Familiärer Belastung: Bei Migräne sind zu 80% auch die Eltern damit behaftet.
Psyche. Schuldgefühle, Angst, Depression.

3.14.3.2 Körperliche Untersuchung

Neurologischer Status (besonders meningitische Zeichen wie Dreifuß-, Brudzinski-) einschließlich Größe, Körpergewicht, -temperatur, Kopfumfang, Schädelperkussion, -auskultation (Angiom!) Schädeldiaphanie (Hydrozephalus!), Trommelfell- und Racheninspektion.
Augenstatus. Sehkraft, Pupillenreaktion, Augenbewegung, Gesichtsfeld, Augenhintergrund.
Kreislauf. Blutdruck, Puls (A. radialis, A. dorsalis pedis), Schellong-Versuch.
Unter den organischen Ursachen für chronisch-rezidivierende Kopfschmerzen liegt die Hypertonie infolge Herzfehler (Aortenisthmusstenose), Nierenerkrankung oder katecholaminproduzierender Nebennierentumoren an 1. Stelle.
Haut: Petechien, Striae, Café-au-lait-Flecke, „white spots".

3.14.3.3 Labor

BSG, Urinstatus, Hb, Leukozyten, Differentialausstrich.
● *Eine normale BSG schließt einen Hirntumor nicht aus. Eine Anämie muß beträchtlich sein, um Kopfschmerzen auszulösen.*

3.14.3.4 Röntgen

Schädel seitlich und p. a., Nasennebenhöhlen.

3.14.3.5 Spezialuntersuchung

Echoenzephalographie, EEG, Computertomogramm, Angiographie nur bei Verdacht auf intrakranielle Prozesse.

3.14.4 Differentialdiagnose von Kopfschmerzsyndromen

3.14.4.1 Extrakraniell bedingte Kopfschmerzen

Sinusitis. Stirnkopfschmerzen, besonders zwischen den Augen waren bei 13% der Patienten mit Sinusitis vorhanden. Die Kieferhöhlen sind meist betroffen, röntgenologisch durch Verschattung und Schleimhautverdickung nachweisbar.

▶ Gelegentlich kann man eine einseitige Sinusitis maxillaris auch durch Diaphanoskopie sichern.

Schlechte Augen. Stirnkopfschmerzen nach vielem Lesen, Fernsehen, Schularbeiten spät nachmittags oder abends können infolge unkorrigierter Refraktionsanomalien (besonders Hyperopie), Astigmatismus, Schielen auftreten, allerdings viel seltener als gewöhnlich angenommen wird. Konjunktivitis, Augenbrennen und -tränen, verschwommenes Sehen weisen auf die Augenbeteiligung hin.

Schlechte Zähne. Karies, Zahnwurzelabszesse können nicht nur typische Schmerzen im Kiefer, sondern auch Schläfen- oder Stirnkopfschmerzen verursachen.

Infektionen. Jede Infektion kann von Kopfschmerzen begleitet sein, führt doch jede Temperaturerhöhung zur Gefäßerweiterung und damit zu allgemeinem Kopfweh.

Schädeltrauma. Kopfschmerzen nach schweren mit Bewußtlosigkeit einhergegangenen Kopfverletzungen können noch Monate bis Jahre anhalten. Oft wird dabei auch über Lärmempfindlichkeit, Konzentrationsschwäche und Schlafstörung geklagt. Die Schmerzen können als emotionell unbewältigte Folge des Traumas neurotisch übersteigert werden. Auch sind die Kinder Stimmungsschwankungen unterworfen. Differentialdiagnostisch muß ein chronisches subdurales Hämatom ausgeschlossen werden.

3.14.4.2 Intrakranielle Raumforderung

Hier weisen die Kopfschmerzen auf die schwerwiegendste Ursache, *Blutung, Tumor, Hydrozephalus, Abszeß* hin. Jeder Hirndruck erzeugt bei älteren Kindern, wenn die Schädelnähte geschlossen sind, Schmerzen.

▶ *Beim Säugling weisen Unruhe, Berührungsempfindlichkeit, Reizbarkeit, schrilles Schreien auf Kopfschmerzen hin.*

Bei Hirntumoren (auch bei Meningosis leucaemica) treten die Schmerzen meist morgens oder kurzzeitig im Laufe des Tages auf und werden von Erbrechen – meist ohne Übelkeit und unabhängig von den Mahlzeiten – begleitet. Die Stauungspapille oder als Frühbefund das Papillenödem im Augenhintergrund bestätigen den Hirndruck, kommen aber auch bei dem (meist medikamentös z. B. durch Kortikosteroide oder durch Vitamin-A-Überdosierung ausgelösten) *Pseudotumor cerebri* vor.

▶ Akute, rasende Kopfschmerzen mit zunehmender Bewußtlosigkeit zeigen ein geplatztes intrakranielles Aneurysma mit Subarachnoidalblutung an!

3.14.4.3 Vasomotorische Kopfschmerzen, Migräne

Diese anfallsartig ausgelösten frontotemporalen Kopfschmerzen kommen auch bei Kindern vor, meist zwischen 6. und 10. Lebensjahr beginnend, in über 80% in Familien mit bekannter Migräne. Nicht immer ist bei Kindern der Schmerzanfall so heftig und so unilateral wie bei Erwachsenen. Prodromi sind Lichtscheu, Übelkeit, Erbrechen, Bauchweh, Schweißausbruch, Blässe. Seltener im Vergleich zu Erwachsenen sind beim Anfall Sehverlust und Parästhesien. Die Schmerzen dauern gewöhnlich 2–5 Stunden, manchmal von Schlaf gefolgt. Gewöhnlich wiederholen sich diese Anfälle nur einige Male im Monat.

▶ **Definition.** Definitionsgemäß wird eine Migräne bei Kindern mit periodisch wiederkehrenden Kopfschmerzen diagnostiziert, die zusätzlich 3 der folgenden Begleitumstände aufweisen: Aura, Übelkeit, Erbrechen, Lichtempfindlichkeit, positive Familienanamnese.

■ **Therapie.** Bei Therapie, z. B. durch Ergotamintartrat und Koffein (Cafergot) 1 Drg. oder 1 Supp. bei Aura, evtl. Wiederholung nach 30 min, oder bei Prophylaxe der Migräne ist die hohe Spontanremissionsrate zu bedenken: Von 108 Kindern, die über 12 Jahre kontrolliert wurden, hatten 37 eine 10jahresremission. Im Alter über 18 Jahre traten jedoch keine Remissionen mehr auf.

3.14.4.4 Psychogene Kopfschmerzen

Psychogene, d.h. chronische, nicht zunehmende Kopfschmerzen treten am häufigsten bei Kindern über 10 Jahren, besonders bei den Adoleszenten und meist, wenn Angst zugrunde liegt, bei Angespanntsein, Schulphobie, Depression oder auch bei Hysterie mit im Zusammenhang mit dem Wunsch nach mehr Zuwendung auf. Bei über 4 Wochen andauernden, nicht zunehmenden Kopfschmerzen ohne neurologische Ausfallserscheinungen kann man psychische Ursachen vermuten (besonders wenn mit den Kopfschmerzen ein längerer Schulausfall verbunden ist).

Von den rein psychogenen kann man bei Adoleszenten die durch *Muskelverspannung* ausgelösten Kopfschmerzen abtrennen: Als dumpfer Druck oder enges Band um den Kopf empfunden, können diese häufigen, mäßig starken Dauerkopfschmerzen tage- bis wochenlang anhalten, verstärkt durch ängstliche Verspannung. Die Hals- und Schultermuskeln sind verkrampft.

■ Eine Schultermassage kann Linderung bringen; ebenso sportliche Betätigung.

3.15 Krampfanfälle

3.15.1 Definition und Einteilung

Krampfanfälle, auf plötzlicher elektrischer Entladung der grauen Hirnsubstanz beruhend, können *chronisch rezidivierend als Epilepsie* (besser zerebrales Anfallsleiden genannt) auftreten *oder als einmalige Gelegenheitskrämpfe* imponieren. Etwa 7% aller Kinder haben bis zum Alter von 5 Jahren einmal oder öfters einen Krampfanfall erlitten. Die Anfälle werden nach verschiedenen Ursachen und Erscheinungstypen eingeteilt, am praktischsten ist die nach dem Alter des Auftretens.

3.15.1.1 Geburt bis 3. Lebensmonat

⅔ davon beruhen auf perinatalem Trauma mit intrakraniellen Blutungen und Anoxie. Es ist jedoch auch an Stoffwechsel- und Elektrolytstörungen zu denken wie Hypoglykämie, Hypokalzämie, Hypomagnesämie, Pyridoxinmangel. Eine Neugeborenenmeningitis kündigt sich ebenfalls oft durch Krämpfe an. Die Anfälle bei Neugeborenen imponieren als Apnoe mit Zyanose oder als kaum merkbare Zuckungen einer Extremität.

■ **Therapie.** Phenobarbital (Luminal) 5–10 mg/kg/Tag in 2 Einzeldosen oder Clonazepam (Rivotril) 0,25–1,0 mg i. v.

3.15.1.2 3. Monat bis 3. Lebensjahr

Fieberkrämpfe – *etwa 50% aller Krampfanfälle überhaupt* – werden durch plötzlichen Fieberanstieg bei einer Infektion, meist der oberen Atemwege, hervorgerufen. Generalisierte, kurz dauernde Toni und Kloni. Bei etwa 30% können sie sich später wiederholen; dann ist eine EEG-Kontrolle zur Differentialdiagnose indiziert. Geschwister sind prädisponiert. Eine Meningitis muß differentialdiagnostisch durch Lumbalpunktion ausgeschlossen werden.

■ **Therapie.** Chloralhydrat-Rectiole; Antipyretika (Aspirin oder Ben-U-Ron).

Blitz-Nick-Salaam (BNS)-Krämpfe, blitzartige Nickbewegungen von Kopf, Rumpf und Extremitäten, die sich mehrere hundertmal am Tag auch als Serien wiederholen können, haben eine schlechte Prognose. Die Ursachen sind vielfältig und reichen von Phenylketonurie, Toxoplasmose bis zu Hirnfehlbildungen (Mikrozephalus) und tuberöser Sklerose. Fast immer zeigt das EEG die typische Hypsarrhythmie.

> *Die Therapie des BNS-Leidens ist schwierig, deshalb immer Klinikeinweisung.*

Myoklonisch-astatische Anfälle, das plötzliche Hinstürzen des Kleinkinds infolge heftiger Rumpfmuskelkontraktionen – im EEG gewöhnlich Spitze-Wellen-Entladungen –, sind schwer therapeutisch einzustellen. Oft sind Kombinationen nötig, am besten in Kliniküberwachung.

- **Therapie.** Zum Beispiel Primidon plus Clonazepam.

3.15.1.3 Nach dem 3. Lebensjahr

Petit-mal-Absencen sind sekundenlange, sich oft wiederholende Bewußtseinsverluste mit „ins Leereschauen" oder Blinzeln. Danach wird mit der vorherigen Tätigkeit, als ob nichts gewesen wäre, fortgefahren. *Typisch sind Auslaßfehler beim Diktat in der Schule. Prädilektionsalter: 5.–8. Lebensjahr. EEG: Regelmäßige, bilateral synchrone 3/s.-SW-Komplexe.*

- **Therapie.** Valproinat (Ergenyl, Orfiril). In den meisten Fällen gelingt damit eine völlige Unterdrückung. Bei ⅓ der Patienten hören allerdings die Anfälle auch ohne Therapie auf. Wichtig ist weiterhin Fernsehverbot bei Photosensibilität und Grand-mal-Schutz, da bei einigen Patienten die „kleinen" Anfälle in „große" übergehen können.

Impulsiv-Petit-mal, durch ruckartige Stöße ohne Bewußtseinsverlust charakterisiert (z. B. Wegschleudern einer Kaffeetasse morgens), tritt erst nach dem 10. Lebensjahr auf.

Grand-mal ist der eigentliche epileptische Anfall: Generalisierte, rhythmische, tonisch-klonische Konvulsionen mit Initialschrei, Bewußtseinsverlust, Zyanose, Zungenbiß, Untersichlassen, starren Pupillen, Babinski-Zeichen, Nachschlaf.

- **Therapie.** Bei nächtlichen Anfällen sind Diphenylhydantoin (Phenhydan), 8 mg/kg/Tag (therapeutischer Serumspiegel 10–20 µg/ml); bei morgendlichen Aufwachanfällen sind Phenobarbital (Luminal) 5 mg/kg/Tag (therapeutischer Serumspiegel 10–30 µg/ml) bzw. Primidon (Liskantin, Mylepsinum) 15 mg/kg die Mittel 1. Wahl.

Status epilepticus. Clonazepam (Rivotril) 0,5–4,0 ml i. v. oder Diazepam (Valium) 2,5–20 mg i. v.

Partielle Anfälle gehen von einer lokalisierten Hirnregion aus und haben im EEG gewöhnlich einen Herdbefund. Hauptsächlich unterscheidet man Jackson-Anfälle (klonische Zuckungen an einer Extremität ohne Bewußtseinsverlust, oft mit anschließender Ausbreitung auf die andere Seite) und psychomotorische Anfälle (komplexes Bild mit Sehstörungen, Schleck- und Schmatzbewegungen, Angst und Übelkeit; im EEG Befund im vorderen Temporallappen).

3.15.2 Diagnostisches Vorgehen

1. Anamnese (am allerwichtigsten)
- Augenzeugen:
    Wie war der Krampfanfall?
    Wann hat er begonnen?
    Wie lange hat er gedauert?
    War Fieber dabei?
- Eltern:
    In welchem Alter war der 1. Krampfanfall?
    Wie häufig sind die Anfälle?
    Wie war die Schwangerschaft, Geburt, psychomotorische Entwicklung?
    Gibt es eine familiäre Belastung?
2. Neurologische Untersuchung, Kopfumfang, Gesichtsfeld, Augenhintergrund; IQ-Test.
3. Labor: Blutbild, Urinstatus, Serumelektrolyte, bei Bedarf Aminosäurechromatographie; bei Verdacht auf ZNS-Infektion Lumbalpunktion.
4. Röntgen: Schädel seitlich und p. a., Schädel-Computertomogramm nur in besonderen Fällen.
5. Echoenzephalographie.
6. Elektroenzephalographie (Wach-, Schlaf-, Hyperventilation-, Photostimulations-EEG).

▶ *Bei nicht wenigen Patienten mit zerebralem Anfallsleiden fällt jedoch das Anfangs-EEG normal aus; deshalb ist die klinische Beobachtung so wichtig.*
Eine hypersynchrone (Krampf-)Aktivität bei einmaliger EEG-Ableitung ist am typischsten mit einer Treffsicherheit von über 90% bei BNS-Anfällen und myoklonisch-astatischem Petit-mal, von über 70% bei Absencen und psychomotorischen Anfällen, aber nur von 40% bei Grand-mal nachzuweisen.

3.15.3 Therapie – Allgemeinregeln

■ *Ein abnormer EEG-Befund allein (latente Epilepsie) bedarf keiner Behandlung. Die Indikation zu einer Langzeitbehandlung mit Antikonvulsiva muß stets streng gestellt werden.*

Die genaue medikamentöse Einstellung und Therapieüberwachung des einzelnen Patienten sollte anfangs unbedingt von einem Erfahrenen ausgeführt werden, der die Nebenwirkungen kennt und Möglichkeit zur Serumspiegelbestimmung hat. Grundsätzlich soll man sich möglichst langsam mit dem Antikonvulsivum einschleichen, z. B. mit einer Abenddosis beginnen, alle 4–7 Tage steigern, und ebenso langsam sich ausschleichen, wenn z. B. nach 2- bis 3jähriger Anfallsfreiheit das Medikament abgesetzt werden kann.

Kontrollen bei medikamentöser Langzeittherapie: Alle 4 Monate Hämoglobin, Leukozyten, Thrombozyten (Ausschluß Panzytopenie) und Urineiweiß und Urinurobilinogen (Ausschluß von Nephrose und Cholestase); alle 12 Monate im Serum Kalzium, Phosphor, alkalische Phosphatase (Ausschluß von Rachitis).

Eine geregelte Lebensweise mit viel Schlaf und regelmäßigen Mahlzeiten ist wichtig. Alkoholverbot bei Adoleszenten, Fernsehverbot bei Photosensiblen. Kein Turnen oder Schwimmen ohne Überwachung. Grundprinzip ist jedoch, einem anfallskranken Kind möglichst wenig Beschränkung aufzuerlegen. Insgesamt gesehen, kann bei etwa 60% der Patienten Anfallsfreiheit durch eine sorgfältig überwachte Therapie erzielt werden.

Hinsichtlich sozialer Eingliederung und finanzieller Hilfe gibt die *Epilepsie-Liga* (Postfach 6, 7640 Kehl/Kork) wichtige Informationen.

3.16 Zerebralparese

3.16.1 Definition und Häufigkeit

Die infantile Zerebralparese, eine Störung der motorischen Kontrolle von Haltung und Bewegung, beruht auf einer prä-, peri- oder postnatal erfolgten Schädigung (Nekrosen) des unreifen Gehirns, meist durch Hypoxie. Die lebenslange Behinderung dieser Kinder rührt jedoch nicht nur allein von dem motorischen Handicap her, sondern von der fast immer gleichzeitig bestehenden Mehrfachbehinderung: Etwa 50% der Kinder mit Zerebralparese haben auch eine geistige Retardierung mit einem durchschnittlichen IQ von etwa 70%, mit Lernschwierigkeiten, Konzentrationsschwäche, Hyperaktivität; ⅔ der Patienten haben Sehstörungen (Kurzsichtigkeit, Schielen); fast 50% haben Hör- und Sprechschwierigkeiten. Krampfanfälle sind nicht selten. Viele bekommen später Gelenkkontrakturen. Auch Zahnprobleme wie Schmelzdefekte und Karies sind häufig.

Die Zerebralparese kommt etwa 1–2mal bei 1 000 Lebendgeborenen vor.
Sie wird in unterschiedliche Erscheinungsformen eingeteilt: Von 100 Fällen haben 70 eine Spastik (davon über die Hälfte eine Hemiparese), 20 eine Athetose (besonders nach Kernikterus), 5 eine Ataxie, oft aber auch Mischformen.

3.16.2 Klinisches Bild

Das Erscheinungsbild kann mit dem Alter wechseln: Ein hypotoner Säugling („floppy infant") kann mit 18 Monaten mit ausgestreckten, überkreuzten Beinen steif daliegen und Jahre später Knie- und Hüftbeugekontrakturen entwickeln. Der kernikterusgeschädigte Säugling zeigt in der Neugeborenenperiode eine Muskelhypertonie, die verschwindet und mit 3–6 Monaten einer Hypotonie Platz macht. Nach dem 1. Lebensjahr fällt dann zunehmend die motorische Entwicklungsverzögerung mit Hypertonie auf. Mit etwa 2–3 Jahren können athetoide Bewegungen dazukommen.

Anamnese. Die prä-, peri- und postnatalen Risikofaktoren werden im Vorsorgekapitel „Neugeborene" erwähnt (s. S. 16). Die wichtigsten davon sind Frühgeburt (meist später eine spastische Diplegie erzeugend) und Bilirubinenzephalopathie (meist später zur Athetose führend).

3.16.3 Diagnose

Die Frühdiagnose ist für die möglichst schon vor dem 6. Monat einzusetzende Krankengymnastik entscheidend wichtig. Ein dem Säuglingsalter entwachsenes typisch spastisches Kleinkind zu erkennen, ist meist nicht schwierig. Besondere Beachtung verdienen daher *Entwicklungsauffälligkeiten* wie:

Saug- und Schluckschwierigkeiten.

Anhaltendes Speicheln.

Einseitiges Greifen.

Asymmetrisches Krabbeln.

Verzögertes Sitzen- und Stehenkönnen.

Auf den Zehenspitzengehen.

Häufiges Stolpern und Fallen.

Für den jungen Säugling (unter 6 Monaten) gibt es einige besonders hinweisende Zeichen:

1. Asymmetrische Bewegungen.
   Einseitiger anhaltender Faustschluß.
   Einseitiges Wegziehen eines auf das Gesicht gelegten Tuches.
2. Anhaltender asymmetrischer, tonischer Halsreflex (ATNR):
   Beim Drehen des rückwärts gestreckten Kopfs nach rechts und links und Anhalten in der jeweiligen Seitlage für 30s. streckt sich der jeweils angeschaute Arm (wie das Bein) in Fechterstellung. *Die Durchbrechung dieses Primitivreflexes ist für den Hand-Mund-Kontakt sehr wichtig!*
3. Muskeltonusveränderungen
   Hypotonie
   – Hüftabduktion mit gestreckten Knien über 170°.
   – Bei Kopf in Mittellinie, Schultern in Rückenlage auf dem Untersuchungstisch, kann der Arm wie ein Schal um den Hals bis über das Kinn hinaus gezogen werden (Schal-Zeichen).

Hypertonie
- Beim Aufziehen zum Sitz werden die Knie über 90° gebeugt.
- In ventraler Suspension (Landau) bleibt die Halsstreckung bestehen.
- In Hängelage überkreuzen die gestreckten Beine.

3.16.4 Therapie

1. Zuführung von Patient und Eltern in ein Spezialbehandlungszentrum bzw. in eine Spezialambulanz; Vertrautmachen mit Organisationshilfen für das „Mehrfach behinderte Kind". Adresse: Bundesarbeitsgemeinschaft „Hilfe für Behinderte e.V". Kirchfeldstraße 149, 4000 Düsseldorf, Tel. 0211/340085/86.
2. Krankengymnastik (z. B. nach Bobath) so früh wie möglich, um pathologische, einseitige Bewegungsmuster zu unterdrücken und normale Haltung und Reflexe zu bahnen. Dadurch wird eine gesicherte, wenn auch nur geringe Verbesserung der motorischen Koordination erreicht. Nach 5 Jahren intensiver Physiotherapie sind weitere Besserungsmöglichkeiten meist begrenzt.
3. Beschäftigungstherapie mit Erlernen der täglichen Notwendigkeiten wie selbständig essen, sich waschen, anziehen, auf die Toilette gehen, am Tisch sitzen und schreiben können.
4. Orthopädische Versorgung mit besonderen Schuhen, Schienen, Gehapparaten, Rollstühlen. Wenn nötig, auch operative Maßnahmen.

3.17 Asthma bronchiale

3.17.1 Definition, Pathogenese und Häufigkeit

Diffuse, reversible obstruktive Bronchitis durch Überreaktion der großen (über 2 mm im Durchmesser) wie der kleinen (unter 2 mm) Atemwege auf verschiedenste Reize.

> *Häufigste* (etwa 5% der Kindbevölkerung in Großstädten) *chronische Gesundheitsbeeinträchtigung* (Schulausfall, Familienbelastung) *bei Kindern und Jugendlichen.*

Bei 75% der Patienten, häufiger Knaben, fangen die Symptome vor dem 5. Lebensjahr an. Mit zunehmendem Alter bessern sich die Symptome und verschwinden bei 70% der Patienten später. Die Prognose ist schlechter bei Beginn in der frühen Säuglingszeit und bei positiver Eigen- und Familienanamnese für atopische Krankheiten.

Auslöser: Hausstaub(milben), Pollen, Schimmelpilze, Tierschuppen und -haare, seltener Nahrungsmittel (Fisch, Eier, Nüsse), als IgE vermittelte Allergene *(extrinsic asthma)* sowohl wie nicht-allergische Faktoren (intrinsic asthma bei etwa 15% der Patienten), wie Infektionen, Kaltluft, Tabakrauch, Staub, toxische Dämpfe, Aspirin, körperliche Anstrengung, psychische Konfliktsituationen.
Die Obstruktion der Luftwege geschieht durch Spasmus der glatten Bronchialwandmuskulatur, durch Ödem der Bronchialschleimhaut und durch intraluminäres Exsudat, bestehend aus zähem Schleim, Entzündungszellen und Zelldebris.

3.17.2 Klinisches Bild

Entweder plötzlich, auch nachts einsetzende oder sich langsam über Tage sich verstärkende Atemnot mit verlängertem Exspirium, Husten, Keuchen und Pfeifen. Die Symptome können ausgelöst werden durch eine Atemwegsinfektion, durch körperliche Anstrengung, durch Allergenexposition.
Perkussion: Hypersonorer Klopfschall, tiefstehende Lungengrenzen.
Auskultation: Stark verlängerte, erschwerte, giemende und pfeifende Exspiration. *Bei hochgradiger Obstruktion kann unter Umständen eine stumme Lunge vorhanden sein.*

> *Wichtig ist, den Übergang in den lebensbedrohenden, auf übliche Therapie nicht mehr ansprechenden Status asthmaticus nicht zu verkennen und frühzeitig den Patienten in das Krankenhaus einzuweisen.*

Bei häufigen und schweren Asthmaanfällen ist die zusätzliche Betreuung des Patienten durch eine Spezialambulanz zu empfehlen.

3.17.3 Diagnose

Ambulant
1. Klinisches Bild.
2. Eosinophilie im Blut (Absolutzahl über 400/mm^3), im Sputum (und Nasensekret). Nachweis: Auf Papierhandtuch aushusten (oder ausschneuzen) lassen, mit Objektträger Material abtupfen, mit Diff-Quik schnellfärben, mikroskopieren.

In der Klinik
3. Hauttestung auf Allergene, evtl. Radio-allergosorbent-Test (RAST), Inhalationsprovokation.
4. Lungenfunktionsprüfung (erhöhte Resistance, erhöhtes thorakales Gasvolumen, Abfall von 1-s-Kapazität und peak flow).

5. Blutgasanalyse (pO_2 erniedrigt; pCO_2 anfangs durch Hyperventilation niedrig, später erhöht).

Auf die teure Serum-IgE-Bestimmung kann man in den meisten Fällen verzichten.

3.17.4 Therapie allgemein

1. Vermeidung von allergischen oder nichtallergischen Auslösern. Bei schweren Fällen ist eine Trennung vom häuslichen Milieu bzw. eine Klimatherapie (z. B. in einer Fachklinik wie in Wangen oder Gaissach) von mindestens 3 Monaten Dauer angezeigt.
2. Versuch einer Hyposensibilisierung bei exogen allergischem Asthma.
3. Prophylaxe durch Inhalation mit dem Mastzelldegranulationshemmer Dinatrium cromoglycicum (Intal) 4mal 1 Kapsel inhalativ bzw. Ketotifen (Zaditen) 2 mal 1 Kapsel oral täglich. Absetzen, wenn keine Besserung nach 3 Wochen.
4. Physikalisch: Abhusten in Kopftieflage nach Sekretolyse.
   Atemübungen (Entspannung der Schulter- und Interkostalmuskulatur, Kräftigung der Zwerchfellatmung), schwimmen. Immer für genügend feuchte Luft sorgen.
5. Möglichst inhalativ Langzeitkombination von Bronchodilatatoren (bzw. $\beta 2$-Sympathomimetika) mit Sekretolytikum, z. B. Terbutalin (Bricanyl) plus Aminophyllin (Euphyllin retard mite) plus Bromhexin (Bisolvon). Bei schweren Fällen zusätzlich Inhalation mit Beclometason-Dipropionat (Sanasthmyl) 3mal 2 Hübe täglich. Selten sind ständig orale Kortikoide erforderlich.

■ *Cave: Infolge der hochgradigen Überempfindlichkeit des Bronchialsystems kann bei Inhalationen infolge des Kältereizes ein zusätzlicher Bronchospasmus entstehen.*

3.17.5 Therapie speziell

■ **Leichter Asthma-Anfall**
1. Inhalation alle 4h von Salbutamol (Sultanol) 1 Hub oder Bricanyl 1 Hub.
2. Aminophyllin (Euphyllin) 4mg/kg 4- bis 6mal innerhalb von 24h langsam i. v. (mit physiologischer Kochsalzlösung 1 : 1 verdünnen)
3. Viel Flüssigkeit (heißer Tee).

■ **Schwerer Asthma-Anfall**
1. Prednisolon (Ultracorten H, Solu-Decortin H, 50mg/Ampulle) 50–100mg i. v., evtl. alle 2h
2. Aminophyllin (Euphyllin) (s. oben), in der Klinik im Dauertropf 15–20mg/kg/24h

3. Adrenalin 1:1000, 0,05–0,2 ml s.c. alle 20 min, insgesamt 2- bis 3mal.
4. Diazepam (Valium) 2–5 mg i.v. oder Chloralhydrat-Rectiole.

> 5. *Sofortige Klinikeinweisung!*

3.18 Diabetes mellitus

3.18.1 Definition und Häufigkeit

Der Diabetes mellitus ist eine familiär gehäuft auftretende, infolge absoluten oder relativen Insulinmangels chronische Störung vorwiegend des Kohlenhydrat-, Fett- und Eiweißstoffwechsels. Der auf absolutem Insulinmangel beruhende und nur im Kindesalter auftretende *Typ I (early onset) oder juvenile Diabetes* muß streng unterschieden werden vom Typ II Diabetes (maturity onset), der im Erwachsenenalter auftritt. Der Typ I oder juvenile Diabetes kommt bei etwa 1,3 auf 1000 Kinder vor; die Frequenz steigt von 1 auf 1500 5jährige bis auf etwa 1 auf 400 16jährige. Es gibt in der Bundesrepublik etwa 10000 diabetische Kinder unter 15 Jahren.

Die Lebenserwartung des jugendlichen Diabetikers ist gegenüber dem Nichtdiabetiker durch eine 3fach höhere Mortalität eingeschränkt. Etwa 60% der Patienten mit Typ-I-Diabetes haben nach dem 20. Krankheitsjahr eine Angiopathie mit Gefäßveränderungen an Netzhaut und Niere.

3.18.2 Klinisches Bild

▶ Die Anamnese des jugendlichen manifesten Diabetes dauert gewöhnlich weniger als 1 Monat und ist charakterisiert durch vermehrten Durst, Polydipsie, Polyurie (auch Enuresis), Abmagerung trotz guten Appetits, Müdigkeit, Bauchschmerzen.

● Die Diagnose wird gesichert durch Nachweis von Glykosurie, Hyperglykämie (postprandial) und inadequate Insulinspiegel. Bei 95% der Fälle sind Autoantikörper gegen körpereigene β-Zellen des Pankreas nachweisbar.

Die *diabetische Ketoazidose* tritt initial bei etwa 10–20% der Kinder auf mit Hyperventilation, fruchtig riechender (Azeton-) Atmung, Austrocknung, Bewußtseinstrübung bis zum Koma, roten Wangen, verminderten Reflexen, Erbrechen. Es besteht eine hochgradige Glukosevermehrung im Blut (über 300 mg/dl) und Urin, eine Azetonurie und eine Azidose (Blut pH unter 7,3, HCO_3 unter 15 mEq/l).

▶ *Bauchschmerzen und Blutleukozytose täuschen oft eine Appendizitis oder ein akutes Abdomen vor!*

3.18.3 Therapie

■ **Akuttherapie**

> *Jedes Kind mit Diabetes mellitus sollte zur Erstbehandlung in die Klinik eingewiesen werden!*

Dies gilt natürlich immer für den Patienten im Koma oder Präkoma. In der Klinik wird Altinsulin 0,1 E/kg/h durch Dauertropfinfusion zugeführt, und es erfolgt Wasser-, Elektrolyt- und Bikarbonatausgleich.

■ **Dauertherapie**

Die große verantwortliche Aufgabe des Arztes beim Kind mit Diabetes besteht darin, Jahre und Jahrzehnte lang einerseits den Stoffwechsel so normal wie möglich einzustellen und andererseits dabei dem Kind ein so normales Leben wie möglich zu erlauben.
Wichtige Punkte bei der ambulanten Überwachung von Kindern und Jugendlichen mit Diabetes sind:
Überprüfung der Insulininjektionen und Injektionsstellen;
Überprüfung der Selbstkontrolle (Urin);
Anpassung der Diät an die individuelle Lebensweise;
Aufklärung über Wesen und Charakter der Stoffwechselstörung mit Hinweisen besonders hinsichtlich Rauchen, Alkohol, Schwangerschaft.

1. Insulin. Das schnell (nach 20 min) und kurz (nur 7 h) wirkende Altinsulin (Actrapid MC Novo) kann gewöhnlich nach einigen Tagen abgelöst werden durch Kombination von Alt- und Depotinsulin (Wirkungseintritt nach 1 h, Wirkungsdauer 16 h), z. B. Komb- oder Depotinsulin Hoechst CS. Die Tagesdosis wird gewöhnlich auf 2 Portionen verteilt. ⅔ vor dem Frühstück, ⅓ vor dem Abendessen, jeweils 20 min vorher. Die tägliche Änderung der Insulindosis sollte nicht mehr als 2 E betragen.

2. Geregelte Kost. Gesamtkalorien/24 h nach altersabhängigem Energiequotienten (mit 12 Jahren z. B. 50 cal/kg Körpergewicht bzw. 50mal 4,2 kJ/kg) berechnen oder einfacher aus 1 000 cal. plus 100 cal. für jedes Lebensjahr, maximal 2 400 Kalorien; davon sollten 45% Kohlenhydrate, 35% Fette (besonders ungesättigte Fettsäuren), 20% Eiweiß sein.
Eine Diätassistentin sollte immer bei der Aufstellung des Diätplans behilflich sein!
Sieben, nie üppige Mahlzeiten sind optimal: 1., 2., 3. Frühstück, Mittagessen, Nachmittagsmahlzeit, Abendessen, Spätmahlzeit.

3. Bewegung. Jeder Sport ist erlaubt! Dadurch induzierten Hypoglykämien ist Rechnung zu tragen durch vermehrte Kalorienzufuhr vor der sportlichen Betätigung, evtl. Einschränkung des Insulins um 10%. Insulininjektion in die nicht zu stark bewegten Muskeln.

Selbstverständlich sollen Kinder mit Diabetes am Schulsport teilnehmen!

4. **Kontrolluntersuchungen.** Buchführung täglich über Urinzucker und -azeton, Insulindosis, Hypoglykämien, Infekte, Schulausflüge, Ferien.

Urinprüfung mit Clinitest (Azetest) mindestens 2mal tgl. vor Frühstück und Abendessen, am besten im Zweiturin (15–30 min nach Blasenleerung). Wünschenswert ist keine Zuckerausscheidung!

Bei 2% Uringlukose oder mehr innerhalb von 48 h, Erhöhung der Insulindosis oder Reduktion der Kost.

Bei konstanter Uringlukosenegativität nur in Ausnahmefällen Blutglukoseschätzung mit Dextrostix: Wenn Blutglukose unter 60 mg/dl, Reduzierung der Insulindosis.

Arztbesuch mindestens alle 3 Monate. Dafür 24-h-Urin in 3 Portionen sammeln, z. B. 7–14 Uhr, 14–20 Uhr, 20–7 Uhr. *Die quantitative 24-h-Glukoseausscheidung sollte unter 10 g bzw. unter 5% der zugeführten Kohlenhydratmenge/die liegen!*

Hb A_{1c}-Bestimmungen werden propagiert zur Abschätzung der durchschnittlichen Hyperglykämie der vergangenen 4 Monate.

Körperliche Kontrollen: Körpergewicht und Blutdruck bei jeder Konsultation, Körpergröße alle 3 Monate, Augenhintergrund jährlich. Routinekontrolle von Serumtransaminasen und -kreatinin sind nicht notwendig.

5. *Psychosoziale Betreuung.* Belehrung von Eltern und Kind über die Krankheit, Spritztechnik, Urinprüfung, Kostpläne, Ferienlager, Berufsberatung.

3.18.4 Verlaufsbesonderheiten

Remissionsphase. Auftretend nach der 2 Wochen bis 2 Monate dauernden Initialphase, wobei der Insulinbedarf von 1 E/kg/Tag auf 0,5 E/kg/Tag oder noch weniger abfällt. Etwa 10% der Patienten brauchen in dieser Zeit überhaupt kein Insulin; aus psychologischen Gründen sollte aber die morgendliche Injektion mit 2 E beibehalten werden. Diese Remissionsphase infolge Restsekretion von Insulin tritt nach der Erstmanifestation ein und dauert in der Regel 6–12 Monate, evtl. noch länger.

▶ **Hypoglykämische Reaktionen.** Erkennbar an einer in Minuten sich entwickelnden Zittrigkeit, Angst, Unruhe *(besonders nachts),* Schweißausbruch, Tachykardie, Bewußtseinstrübung bis zum Koma, Krampfanfall.

■ **Therapie.** Zusätzliche Einnahmen von Brot und Obst, im Notfall Fruchtsaft bzw. Traubenzucker, ggf. auch Glukagon (Glucagon Novo) 1 mg i. m. und/oder Traubenzucker.

▶ **Somogyi-Phänomen** (Gegenregulation nach Hypoglykämie). Dabei werden besonders nächtliche oder morgendliche Hypoglykämieanfälle innerhalb von Stunden abgelöst von reaktiver Hyperglykämie mit Ketoazidose. Die Ursache liegt gewöhnlich in einer Insulinüberdosierung.

3.19 Übergewicht

3.19.1 Häufigkeit, Bedeutung

„Mein Kind hat's mit den Drüsen", meinen die Eltern, wenn ihr Kind zu dick ist. Die „Drüsen" sind es aber nur ganz selten; nämlich meist nur dann, wenn Fettsucht einhergeht mit Kleinwuchs, z. B. beim Cushing-Syndrom oder bei der Hypothyreose.

Das Übergewicht oder die Fettsucht, milde als Adipositas, drastisch als Obesitas (Freßsucht) ausgedrückt, entsteht durch Überernährung und Inaktivität und ist heute in den westlichen Industriestaaten die häufigste „Ernährungsstörung". Mindestens ¼ unserer Schulkinder in Deutschland hat Übergewicht. Etwa 10%, mehr Mädchen als Knaben, haben eine echte Fettsucht, d. h. ein Körpergewicht über der 97er Perzentile, bzw. 2 Standardabweichungen über dem Normalgewicht.

Die Lebenserwartung beim adipösen Kind ist vermindert durch die infolge Hypertonie, Hyperurikämie, Hyperlipidämie und Diabetes früher und häufiger entstehenden atherosklerotischen Gefäßprozesse.

Die Fettsucht des einzelnen ist in den meisten Fällen auf Dauer „unheilbar". Der Prozentsatz der Übergewichtigen eines Volks wird am wirkungsvollsten durch Veränderungen der Umwelt wie der Lebensweise und Eßgewohnheiten verschoben.

3.19.2 Risikofaktoren

▶ **Zu Übergewicht neigen Kinder,**

deren Eltern zu dick sind. Sind beide Eltern adipös, tritt Übergewicht bei den Kindern zu 80% auf, ist nur ein Elternteil adipös, zu 50%, sind beide Eltern normalgewichtig, nur zu 10%;

die als Säuglinge nicht oder nur kurze Zeit gestillt wurden, früh (vor dem 5. Monat) Milchbreie bekamen und bei jedem Unlustgefühl mit Essen befriedigt wurden;

die freiwillig (durch Fernsehen) oder gezwungenermaßen (durch Krankheit oder Lähmungen) inaktiv sind;

die oft frustriert sind oder Kummer haben (Kummerspeck);

die nicht nur aus Hunger, sondern mit Lust (Appetit) essen.

Ist erst mal das Übergewicht erreicht, fällt das Kind gar nicht mehr so sehr durch übermäßiges Essen auf, denn zur Aufrechterhaltung des Übergewichts braucht man nicht mehr so viele Kalorien. Wie in einem Teufelskreis wird aber jetzt auch der Kalorienverbrauch durch die Untätigkeit der überschweren Körpermasse eingeschränkt.

3.19.3 Diagnostisches Vorgehen

▶ Die *wichtigsten Messungen* sind:
Körpergröße (meist übernormal).
Körpergewicht (auf Größe bezogen übernormal), Eintragung auf Perzentilenkurven oder Somatogrammblättern.
Blutdruck (manchmal leicht erhöht).
Knochenalter (normal oder mäßig beschleunigt).
Die Hautfaltendickenmessung, z.B. mit einem Kaliper am Trizeps, ist am genauesten.
Liegen Größe über der 90. und Gewicht über der 97. Perzentile, so spricht man vom *Adiposogigantismus:* Die Kinder sind also für ihr Alter wesentlich zu groß und für die Größe viel zu schwer.

▶ *Viele Knaben werden wegen angeblich zu kleinem Genitale vorgestellt. Drückt man jedoch das mehrere cm dicke, suprapubische Fettpolster fest zusammen, so erscheint ein altersgemäß großer Penis. Die Hoden sind ebenfalls zu tasten und durch Orchidometermessung (s. S. 6) altersgemäß.*

3.19.4 Behandlung

■ *Viel Bewegung, wenig oder kein Essen, dafür viel Trinken sind die Grundregeln des Abmagerns!*
Das geht nur, wenn *alle* Familienmitglieder mit Willen und Ausdauer wochenlang mitmachen. Eine in der Klinik überwachte 800- oder 1 000-Kaloriendiät täglich bringt vorübergehend eine Gewichtsabnahme von einigen kg, ist aber unverhältnismäßig teuer und meist ohne Dauererfolg. Ein ambulantes modifiziertes Fasten müßte auch bei Adoleszenten mit hochgradigem Übergewicht mehrere Tage bis 1-2 Wochen möglich sein:
1. Langsam bis auf Stunden sich steigerndes tägliches Dauerlaufen, Wandern, Schwimmen, Radfahren oder Arbeiten im Garten und Feld.
2. Eiweißminimum, z.B. in Form des Ulmer-Tranks (Modifast-Wander) oder Forsana (Milupa) 3mal 1 Beutel täglich.
3. 2-3 Liter Flüssigkeit in Form von (kalorienfreiem) Wasser oder Tee.
4. Wöchentliche Kontrolle von Harnsäure (Ausschluß einer Hyperurikämie) und Blutdruck (Ausschluß einer Hypotonie). Das Körpergewicht ist täglich zu messen.
5. Sobald das Normalgewicht erreicht ist, allmählicher Nahrungsaufbau über 7 Tage bis zur Normalkost, die viel Salat, viel Gemüse, wenig Fett enthalten sollte und kalorienmäßig dem Energiequotienten entsprechen sollte, d.h. mit 6 Jahren 80, mit 10 Jahren 60, mit 14 Jahren 50, als Erwachsener 35 Kalorien pro kg KG und Tag.

Unübertrefflich wird von Johann Peter Hebel (Aus dem Schatzkästlein des Rheinischen Hausfreunds: „Der geheilte Patient") die Behandlung der Fettsucht geschildert: Der überdicke, sich kaum noch bewegende Reiche in Amsterdam bekam von dem berühmten, 100 Stunden weit weg wohnenden Arzt folgenden Rat: „Er habe einen ganz bösen Lindwurm im Bauch und den könne er nur bekämpfen, wenn er die Entfernung zum Arzt zu Fuß zurücklege und dabei nur 2mal am Tag etwas Gemüsesuppe äße und sonst nur Wasser trinke. – Nach 18 Tagesmärschen war der Patient beim Arzt angelangt, jetzt aber dünn, gesund und fröhlich und keiner Konsultation mehr bedürftig! Einen zukünftigen Rat gab der Doktor aber noch: „Ihr habt noch Eier von dem Lindwurm im Leib und damit die nicht ausschlüpfen, müßt Ihr wieder zu Fuß heimgehen und daheim fleißig Holz sägen und nicht mehr essen, als Euch der Hunger ermahnt – so könnt ihr ein alter Mann werden."

Bei jüngeren Kindern ist ein strenges Abmagerregime so gut wie nie ambulant durchführbar. Man wird sich auf eine *Beratung* beschränken:
In einem ausführlichen Gespräch mit Kind und Eltern (mindestens 30 min) sollte:
1. geklärt werden, woher das Übergewicht kommt. Wichtig ist hier das Aufspüren versteckter Kalorien, vor allem in Getränken, deren Energiegehalt vielen Eltern nicht bewußt ist (Limonaden, Nährbier, Kaba);
2. das konkrete Vorgehen festgelegt werden mit Hinweisen auf die gefährlichsten Kalorienträger (Wurst, Butter, Süßigkeiten, reichlich Teigwaren etc.) mit selbstgeschriebenen oder gedruckten Ernährungsplänen;
3. man den Eltern verhaltenstherapeutische Tips geben, wie essen nur zu bestimmten Zeiten, an bestimmten Orten;
4. die Kinder können auch angehalten werden, möglichst kleine Bissen (Kinderbesteck) zu nehmen und lange zu kauen.

In der Praxis hat es sich gut bewährt, dem Kind ein attraktives Geschenk (neues Fahrrad o. ä) in Aussicht zu stellen, wenn es nach längerfristiger Reduktionskost ein vorgegebenes Limit der Gewichtsabnahme (z. B. 5 kg) erreicht hat. Auf diesem Weg sind regelmäßige Gewichtskontrollen in der Praxis, alle 2 oder 4 Wochen, sehr nützlich.

3.20 Kleinwuchs

3.20.1 Definition

Bei Kleinwuchs liegt die Körpergröße unter der doppelten Standardabweichung der altersnormalen Körpergröße, d. h. unterhalb der 3er Perzentile.
Liegt Minderwuchs vor, so ist das Wachstum zu gering.

▶ Eine Wachstumsverzögerung ist nur dann zu dokumentieren, wenn mehrere Längenmessungen im Abstand von 3–6 Monaten durchgeführt werden.
Die meisten Kinder, die dem Arzt als zu klein vorgestellt werden, sind nicht minderwüchsig, sondern im unteren Normbereich. Hier kann man die Eltern beruhigen durch das Eintragen der Meßwerte in ein Somatogramm bzw. in die Perzentilenkurve, verbunden mit einem aufklärenden Gespräch.

3.20.2 Diagnostisches Vorgehen

1. Anamnese – Schwangerschaft (Röteln, Alkohol), Geburtsverlauf (Steißlage), Geburtsgewicht und -länge, Größe beider Eltern und deren Pubertätsbeginn.
2. Körpergröße (geeichte Meßlatte) und Körpergewicht – Altersbeziehung durch Perzentilenkurve, Somatogramm.
3. Laufende Kontrollmessungen – Wachstumsgeschwindigkeit (cm/Jahr) im Vergleich zum chronologischen.
4. Sekundäre Geschlechtsmerkmale – Pubertätsstadium nach Tanner (Abb. 6 s. S. 7)
5. Knochenalter – Röntgen des Handskeletts (Vergleich mit Greulich-Pyle-Atlas); bei Bedarf Schädel bzw. Sella-Aufnahme.
6. Endgrößenberechnung – Es gibt Tabellen, z. B. nach Baley u. Pinneau, aus denen man durch Einsetzen von aktueller Größe und Knochenalter die voraussichtliche Erwachsenengröße bestimmen kann. *Allgemein gilt, daß die Endgröße um so höher ist, je größer das Kind ist und je niedriger das Knochenalter im Vergleich zum Lebensalter ist.*

● **Zusätzlich bei besonderen Verdachtsfällen**
a) Schilddrüsenhormone (Serum T_4, TSH);
b) Chromosomenanalyse (Sexchromatinbestimmung nicht ausreichend, da etwa 30% bei Turner-Syndrom ein positives Barr-Körperchen aufweisen);
c) Wachstumshormon(STH)-Ausschüttung nach insulininduzierter Hypoglykämie, Arginininfusion oder körperlicher Anstrengung.

3.20.3 Kleinwuchsformen

Der seltene dysproportionierte Zwergwuchs, z. B. bei der dominant vererbten *Achondroplasie* oder den rezessiv vererbten *Mukopolysacharidosen*, ist an der äußeren Körperform gewöhnlich leicht zu erkennen.

Für den *häufigen proportionierten Kleinwuchs* gibt es viele Ursachen. Meist ist der Kleinwuchs Begleiterscheinung einer Krankheit, die anderweitig klinisch auffällig ist, so bei Anomalien (renaler, kardialer Minderwuchs), intestinaler Gedeihstörung (Mukoviszidose, Zöliakie), chronischer Entzündung (rheumatoider Arthritis, Morbus Crohn), Chromosomenanomalie (Down-Syndrom), angeborenem Hormonmangel (Hypothyreose), erblichen Stoffwechselstörungen (Glykogenese, Zystinose), Embryofetopathien (primordialer Kleinwuchs).

Drei Formen eines proportionierten Kleinwuchses sind in der Praxis besonders wichtig:

3.20.3.1 Konstitutionelle Entwicklungsverzögerung (KEV)

Größenrückstand um 2–4 Jahre mit entsprechender Skelettreifungsverzögerung um 2–4 Jahre und Pubertas tarda. *Diese allerhäufigste, mehr knabenwendi-*

ge Kleinwuchsform ist eine dominant vererbte Normvariante. Bei etwa der Hälfte der betroffenen Kinder hatten auch die Eltern eine verzögerte Größen- und Pubertätsentwicklung. Die Kinder sind bei der Geburt normal groß und wachsen auch als Kleinkind entsprechend. Erst im frühen Schulalter wird das Wachstum langsamer. *Bei der stark verzögerten Pubertät sinkt die Wachstumsrate vor Beginn der erwarteten Pubertät auf subnormale Werte ab (< 5 cm/Jahr). Die Endgröße wird immer, aber einige Jahre später als das Normalkollektiv erreicht. Es besteht kein Mangel an Wachstums- oder Schilddrüsenhormon!*

■ **Therapie.** Keine, nur *Aufklärung und Beruhigung.* Bei Pubertas tarda (bei Knaben erst nach dem 16., bei Mädchen nach dem 14. Lebensjahr einsetzend) kann man aus psychologischen Gründen Mesterolon (Proviron) 2mal ½–1 Tbl./ Tag 2 Monate lang bei Knaben oder bei Mädchen eine Östrogen-Gestagen-Kombination (Progylut) 1–3 Zyklen lang geben.

3.20.3.2 Turner-Syndrom

Diese nur bei Mädchen vorkommende Chromosomenanomalie (Karyotyp 45, XO) hat eine Häufigkeit von etwa 1 auf 3000 lebendgeborene Mädchen. Man rechnet mit etwa 12 000 betroffenen Frauen in der Bundesrepublik. Bei diesen Patientinnen steht der Kleinwuchs mehr als die ebenfalls bei allen vorhandene primäre Amenorrhö im Vordergrund. Der Kleinwuchs und das Wachsen unterhalb der 3er Perzentile wird meist erst im Kleinkindalter bemerkt (Geburtslänge 48–50 cm). Die durchschnittliche Endgröße beträgt etwa 146 cm (Variationsbreite 135–157 cm), etwas beeinflußt von Rasse und Größe der Eltern. *Die Intelligenz ist normal!* Nur der Handlungs-IQ ist etwas niedriger als der Verbal-IQ. Die meisten Patientinnen durchlaufen Schule und Berufsausbildung ohne Schwierigkeiten. Sie sind besorgter um ihre Kleinheit als um ihre sexuelle Minderwertigkeit. Das Schamhaar ist spärlich, eine schwache Brustentwicklung ist bei Mosaikformen möglich. Eine Ehe mit normalem Geschlechtsleben ist möglich, natürlich ohne eigene, sondern nur mit Adoptivkindern.

▶ Den *Phänotyp* erkennt man an folgenden Auffälligkeiten: Lymphangiektatische Ödeme an Hand- und Fußrücken im jungen Säuglingsalter bei etwa 40%. In der Schulzeit: Bei etwa 50% der Patientinnen Halsflügelfell, kurzer Hals, Sphinxgesicht, Schildthorax mit weit auseinanderstehenden Mamillen, Cubitus valgae; bei 40% Nierenmißbildungen (I. V. P. anfertigen!); bei 15% Herzmißbildungen (besonders Aortenisthmusstenose; deshalb Blutdruck messen!). In der Adoleszenz: Bei etwa 60% gehäuft Pigmentnävi und flache, hypoplastische Fingernägel.

■ **Therapie.** Ab 14. Lebensjahr Östrogen-Gestagen-2-Phasen-Kombination (Nuriphasic, Progylut) wie bei Antikonzeption. Die erste Abbruchblutung wird oft schon im 2. Zyklus erreicht. Umstritten sind anabole Steroide (Oxandrolon), 1–2 Jahre vorher beginnend, um durch vorzeitigen Epiphysenschluß etwa 5 cm an Größe zu gewinnen.

3.20.3.3 Hypophysärer Zwergwuchs

Diese zierlichen, alt wirkenden, sehr Kleinwüchsigen haben einen echten Wachstumshormonmangel, der jedoch seltener vererbt, als vielmehr sekundär durch Geburtstraumen (Steißlage), Tumoren, Entzündungen im Hypophysengebiet entstanden ist. Differentialdiagnostisch ist bei gleichem klinischen Bild, jedoch normalem oder erhöhtem Wachstumshormongehalt im Serum, der Somatomedinmangel abzugrenzen, für den es noch keine spezifische Therapie gibt.

■ **Therapie.** Menschliches (aus Hypophysen Verstorbener isoliertes) Wachstumshormon (Crescormon, Grorm, Nanormon) 2 mg (4 E) 2mal wöchentlich i. m., evtl. gesteigert bis auf 5 mg. Injektionen während des gesamten Schulkindalters. Das jährliche Wachstum sollte dadurch um 3 cm ansteigen. Bei geschlossenen Epiphysenfugen ist kein weiteres Wachstum mehr möglich. Bei gleichzeitig vorhandener sekundärer Schilddrüsen- und Nebennierenrindeninsuffizienz muß entsprechend substituiert werden (L-Thyroxin 25–100 µg/Tag; Hydrocortison 20 mg/m^2/Tag).

3.21 Seltene Befunde von diagnostischem Wert

Blickdiagnosen sind für den Arzt wie für die Umgebung meist höchst eindrucksvoll und befriedigend. Sie können jedoch auch dazu verleiten, zu schnell und oberflächlich eine Diagnose zu stellen, von der man nicht mehr loskommt. Nach dem ersten diagnostischen Verdacht gehört unbedingt dazu das geduldige weitere Beobachten und Sammeln der Befunde. So ist z. B. das Bild der Purpura Schoenlein-Henoch in Form und Anordnung der Hautefloreszenzen so typisch, daß eine Blickdiagnose möglich ist, jedoch empfiehlt sich immer dazu auch eine Thrombozytenzahlbestimmung, damit nicht eine manchmal ähnlich aussehende thrombozytopenische Purpura übersehen wird.

Im folgenden wird der Versuch gemacht, in Tabellenform einige diagnostisch schwergewichtige Auffälligkeiten von Körper- und Laborbefunden darzustellen. Dies soll die Beobachtungsgabe und die Aufmerksamkeit anregen, um weitere Diagnostik bzw. Krankenhauseinweisung zu veranlassen.

3.21.1 Auffallende Gesichtsform

In Tabelle 14 sind Makro- und Mikrozephalus nicht berücksichtigt, sondern es wurden nur einige Syndrome aufgeführt, wo bereits das Gesicht auffällig ist.

3.21.2 Seltene körperliche Befunde

In Tabelle 15 sind einige Befunde aufgeführt, die teilweise sehr selten sind, aber dem erfahrenen Untersucher sofort die Diagnose ahnen läßt.

Tabelle 14. Auffallende Gesichtsform

Form	Syndrom
Mongoloider Lidspaltenverlauf, Epikanthus, Hypertelorismus	Down-Syndrom
Vollmondgesicht	Cushing-Syndrom
Vogelgesicht, antimongoloide Lidachsen, tiefansetzende Ohrmuscheln	Franceschetti-Syndrom
„Gargoyl"-Gesicht	Hurler-Syndrom
Turmschädel, Exophthalmus, gebogene Nase	Crouzon-Syndrom
Halbseitenhämangiom	Sturge-Weber-Syndrom
Unterkieferhypoplasie	Robin-Syndrom

Tabelle 15. Seltene Körperbefunde von hohem diagnostischem Wert

Befund	Krankheit
Weiße blattförmige Flecken („white spots")	Tuberöse Hirnsklerose (Bourneville-Pringle-Syndrom)
Okulokutane Teleangiektasien	Ataxia teleangiectatica (Louis Bar-Syndrom)
Zerbissene Lippen und Finger	Lesch-Nyhan-Syndrom
Café-au-lait-Flecken (> 6; > 1,5 cm Durchmesser)	Neurofibromatose (v. Recklinghausen)
Blaue Skleren	Osteogenesis imperfecta
Hyperpigmentierte Mundschleimhaut	Peutz-Jeghers-Syndrom
Kayser-Fleischer-Kornealring am Irisrand	Hepatolentikuläre Degeneration (M. Wilson)
„Maggi"-Geruch	Ahornsirupkrankheit
Tics mit Koprolalie	Tourette-Syndrom
Lilabraunes Erythem über dorsalen Fingergelenken	Dermatomyositis
Kontinuierliches Geräusch P.M. 2. ICR li. parasternal	Ductus arteriosus persistens
Fehlende Pulse an unteren Extremitäten von Leiste abwärts	Aortenisthmusstenose

3.21.3 Seltene Laborbefunde

Tabelle 16 zeigt – natürlich unvollständig – einige Befunde aus Blut- und Urinuntersuchung, die einen hohen spezifischen Wert für die Diagnostik haben.

Tabelle 16. Seltene Laborbefunde von hohem diagnostischem Wert

Befund	Krankheit
Blut Vakuolisierte Lymphozyten Alder-Zytoplasmagranulation Zwickerform der Granulozytenkerne Akanthozyten	M. Niemann-Pick Mukopolysaccharidose Pelger-Syndrom A-β-Lipoproteinämie
Serum Zinkmangel	Acrodermatitis enteropathica
Urin Eulenaugenzellen Arylsulfatase	Zytomegalie Metachromatische Leukodystrophie

Sachverzeichnis

A-β-Lipoproteinämie 95
Acrodermatitis enteropathica 95
Adiposogigantismus 89
Adoleszentenprobleme 26
Adoleszenz XI, 25
Adrenogenitales Salzverlustsyndrom 51
Ahornsirupkrankheit 94
Ambulanzpädiatrie XI
Anämie 58
Anämien 59
Angina 32
Anorexia nervosa 48
Aortenisthmusstenose 95
Appendizitis 42
Appendizitisverdacht 43
Appetithemmende Medikamente 48
Appetitmangel 46
Arzneimittelexanthem 65
Asphyxieindex 16
Asthma-Anfall 84
Asthma bronchiale 82
Atemnotsyndrom 15
Atemwegsinfektionen 29
Atmung 6
ATNR 81
Atopie-Fältchen 68
Atopische Dermatitis 67
Ausscheidungsurographie (IVP) 54
Azetonämisches Erbrechen 51

Bakterienkultur 53
Bauchhoden 59
Bauchweh 42
Blasenbeherrschung 55
Blasentraining 56
Blässe 58
Blitz-Nick-Salaam (BNS-Krämpfe) 78
Blutdruck 6
Blutschwämmchen 72
Blutungen 61
Bourneville-Pringle-Syndrom 94
Bronchiolitis 36

Chronisch-rezidivierende Bauchschmerzen 45
Crouzon-Syndrom 94
Cushing-Syndrom 94

Dehydradation 41
Dermatomyositis 94
Diabetes mellitus 85
Down-Syndrom 94
Dreitagefieber 66
Ductus arteriosus persistens 95
Duodenalatresie 14, 51
Durchfall 39
Durstfieber 6
Dyshidrotisches Syndrom 68

Einnässen 54
Eisenmangel 59
Eisenmangelanämie 47
Endgrößenberechnung 91
Enuresis 54
Enzephalopathiesyndrom 15
Epiglottitis 34
Epilepsie 77
Erbrechen 50
Ernährungstagesfahrplan 23
Erythema toxicum neonatorum 65
Erytheme 65
Erythrodermia desquamativa Leiner 69
Essensverweigerung 48
Eßzwang 48
Ethmoiditis 31
Exanthema subitum 66
Extrinsic asthma 83

Fasten 89
Fettsucht 88
Fieberkrämpfe 77
„Floppy infant" 81
Folsäuremangel 59
Franceschetti-Syndrom 94
Freßsucht 88

Gastroenterologische Spezialambulanz 42
Gelbsucht 14
Gelegenheitskrämpfe 77
Gewicht 1
Gleithoden 57
Grand mal 78
Größe 1

Hämangiome 72
Hämatokritwerte 59
Hämoglobinwerte 59
Hämolyse 59
Hämophilie 61
Hämorrhagische Diathesen 62
Harnwegsinfektion 52
Hautausschlag 65
Hautkrankheiten 67
Hiatushernie 51
Hodenhochstand 57
Hodenvolumen 7
„Hunger an der Brust" 20
Hurler-Syndrom 94
Hypertrophische Pylorusstenose 51
Hypoglykämie 15
Hypoglykämische Reaktionen 87
Hypophysärer Zwergwuchs 93
Hypsarrhythmie 78

Icterus praecox 14
Impetigo contagiosa 71
Impfung 19
Impulsiv-Petit-mal 78
Infektiöse Mononukleose 32
Ingestionintoxikation 52
Insulin 86

Jugendkriminalität 28
Juveniler Diabetes 85

Kariesprophylaxe 17
Ketoazidose 85
Keuchhusten 35
Kleinwuchs 90
Kleinwuchsformen 91
Konstitutionelle Entwicklungsverzögerung (KEV) 91
Knochenmarkpunktion 61
Knochenmarkversagen 59
Koagulopathie 62
Kopfschmerzsyndrome 75
Kopfweh 73

Körpertemperatur 5
Kopfumfang 4
Krampfanfälle 77
Krupp 34
Kruppsyndrom 33, 35
„Künstliche" Ernährung 21

Laktoseunverträglichkeit 41
Laryngotracheitis 34
Leistenhoden 57
Lesch-Nyhan-Syndrom 94
Louis Bar-Syndrom 94
Lymphadenitis colli 64
Lymphadenitis mesenterica 43
Lymphknotenschwellungen 63

M. Abt. Letterer-Siwe (Histiozytose X) 69
Mangelgeborene 14
Masern 66
Mastoiditis 33
Meningitische Zeichen 8
Menstrualblutung 63
Metachromatische Leukodystrophie 95
Migräne 76
Mikrosporie 70
Miktionszystourethrographie (MCU) 54
Mißbildungen 16
M. Niemann-Pick 95
Morbidität XI
Morbus Crohn 48
Mortalität XI
Mukopolysaccharidose 95
M. Wilson 94
Myoklonisch-astatische Anfälle 78
Mykoplasmenpneumonie 38

Nabelkoliken 44
Naevus flammeus 72
Nasenbluten 63
Nasopharyngitis 29
Neurofibromatose 94
Neurologische Untersuchung 9
Nitritharnstreifentest 53

Obstruktive Bronchitis 36
Ösophagusachalasie 51
Ösophagusatresie 14, 51
Osteogenesis imperfecta 94
Otitis media 32

Partielle Anfälle 79
Passagehindernisse 51

Pediculosis capitis (Kopfläuse) 72
Pelger-Syndrom 95
Pendelhoden 57
Petit-mal-Absenden 78
Peutz-Jeghers-Syndrom 94
Pharyngotonsillitis 31
Pneumokokkenpneumonie 38
Pneumonien 37
Pseudodurchfall 40
Pseudotumor cerebi 76
Pubertätsstadien nach Tanner 8
Puls 6
Purpura Schoenlein-Henoch 67
Pyelitis 52
Pyelonephritis 52

Rachitis 17
Reifezeichen 16
Retentio testis 57
Riesenhämangiom (Kasabach-Merritt-Syndrom) 73
Ringelröteln 66
Risikoneugeborene 16
Robin-Syndrom 94
Rotavirus 39
Röteln 66
Rumination 50

Säuglingsangiom 72
Schädeltrauma 75
Scharlach 66
Scheinanämie 58
Schnupfen 29
Seborrhoische Dermatitis 69
Sepsis 15
Sinusitis 30
Skabies (Krätze) 71
Somogyi-Phänomen 87
Stadien der Schambehaarung 7
Staphylokokkenpneumonie 39
Status epilepticus 79
Sterblichkeit XI
Stillen 17

Stilltechnik 17
Storchenbiß 72
Streptokokken-Angina 32
Stuhlausstrich 40
Sturge-Weber-Syndrom 94

Thrombozytopenie 62
Tinea capitis 70
Tousillektomie 32
Tourette-Syndrom 94
Toxikose 41
Tracheobronchitis 35
Traktionsversuch 10
Trimenonreduktion 60
Trinkmenge 41, 21
Turner-Syndrom 92
Tympanoparazentese 33

Übergewicht 88
Unfallverhütung 24
Untersuchungsschema 1
Untersuchungstrias 47
Uringewinnung 53

Vasopathie 62
Verbrauchskoagulopathie 62
Vesikoureteraler Reflux 54
Vorsorgeuntersuchungen (U_2–U_6) 19
Vorsorgeuntersuchungen (U_7, U_8) 23

Wachstumsperzentilen 1
Waterhouse-Friderichsen-Syndrom 63
Weckapparat 57
Windeldermatitis 70

Yersinia-enterocolitica-Infektion 44

Zerebralparese 80
Zigarettenrauchen 27
Zöliakie 47
Zystitis 52
Zystopyelitis 52
Zytomegalie 95

Taschenbücher Allgemeinmedizin

Herausgeber: N. Zöllner, S. Häußler, P. Brandlmeier, I. Korfmacher

Augenheilkunde. Neurologie

Von W. Leydhecker, A. Kollmannsberger
1978. 56 Abbildungen, 6 Tabellen.
XII, 178 Seiten
Gebunden DM 29,80
ISBN 3-540-08514-9

Gastroenterologie

Bandherausgeber: P. H. Clodi
Unter Mitarbeit zahlreicher Fachwissenschaftler
1976. 9 Abbildungen, 78 Tabellen.
XX, 203 Seiten
DM 29,80
ISBN 3-540-07820-7

Geriatrie. Psychiatrie

Von H. Franke, H. Hippius
Unter Mitarbeit von W. Chowanetz
A. Schramm
1979. 21 Abbildungen, 5 Tabellen.
VIII, 146 Seiten
DM 28,–
ISBN 3-540-09476-8

Hämatologie

Von R. Burkhardt
1978. 8 Abbildungen. VIII, 138 Seiten
DM 26,–
ISBN 3-540-08901-2

Hals-Nasen-Ohrenheilkunde für den Allgemeinarzt

Von H.-G. Boenninghaus
2., überarbeitete Auflage. 1980. 28 Abbildungen. XII, 103 Seiten
DM 24,–
ISBN 3-540-09786-4

Infektions- und Tropenkrankheiten, Schutzimpfungen

Von H. Blaha, W. D. Germer,
V. Hochstein-Mintzel, H. C. Huber,
H. Stickl, G. T. Werner
Bandherausgeber: W. D. Germer,
H. Stickl
1978. 29 Abbildungen, 11 Tabellen,
36 Nachschlagtafeln. XII, 222 Seiten
DM 28,–
ISBN 3-540-08513-0

Kardiologie. Hypertonie

Bandherausgeber: D. Klaus
Unter Mitarbeit zahlreicher Fachwissenschaftler
2., neubearbeitete Auflage. 1979.
42 Abbildungen, 11 Tabellen.
XXV, 297 Seiten
DM 29,50
ISBN 3-540-09236-6

S. Häußler, R. Liebold, H. Narr

Die kassenärztliche Tätigkeit

Bandherausgeber: S. Häußler
2. Auflage. 1982. 29 Abbildungen,
23 Tabellen. XXII, 306 Seiten
DM 34,–
ISBN 3-540-11055-0

S. Marghescu

Dermatologie und Venerologie

1981. 36 farbige Abbildungen.
XIV, 184 Seiten
DM 47,–
ISBN 3-540-10493-3

Springer-Verlag
Heidelberg
New York

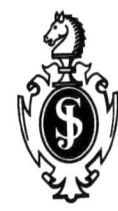

H. Ewerbeck
Differentialdiagnose von Krankheiten im Kindesalter
Ein Leitfaden für Klinik und Praxis
1976. 28 Tabellen. XIII, 263 Seiten
Gebunden DM 48,–
ISBN 3-540-07527-5

R. Gaedeke
Diagnostische und therapeutische Techniken in der Pädiatrie
3., neubearbeitete Auflage. 1980.
278 Abbildungen. XIII, 201 Seiten
DM 48,–
ISBN 3-540-09930-1
Bei einer Mindestabnahme von 20 Exemplaren beträgt der Preis pro Exemplar DM 38,40

Kinderheilkunde
Herausgeber: G.-A. von Harnack
Unter Mitarbeit zahlreicher Fachwissenschaftler
5., neubearbeitete Auflage. 1980.
188 Abbildungen, 58 Tabellen.
XIV, 402 Seiten
DM 48,–
ISBN 3-540-09603-5

Klinische Sozialpädiatrie
Ein Lehrbuch der Entwicklungs-Rehabilitation im Kindesalter
Herausgeber: T. Hellbrügge
Unter Mitarbeit zahlreicher Fachwissenschaftler
1981. 105 Abbildungen. 46 Tabellen.
XVIII, 626 Seiten
Gebunden DM 118,–
ISBN 3-540-10355-4

Lehrbuch der speziellen Kinder- und Jugendpsychiatrie
Von H. Harbauer, R. Lempp, G. Nissen, P. Strunk
4., neubearbeitete und erweiterte Auflage.
1980. 54 Abbildungen, 12 Tabellen.
XVI, 535 Seiten
Gebunden DM 124,–
ISBN 3-540-10187-X

Therapie der Krankheiten des Kindesalters
Herausgeber: G.-A. von Harnack
Mit Beiträgen zahlreicher Fachwissenschaftler
2., völlig neubearbeitete Auflage. 1980.
15 Abbildungen, 203 Tabellen.
XIII, 991 Seiten
Gebunden DM 128,–
ISBN 3-540-09912-3

Pädiatrie: Weiter- und Fortbildung
Herausgeber: H. Ewerbeck

Gastroenterologie
Redaktion: R. Grüttner
Unter Mitarbeit zahlreicher Fachwissenschaftler
1980. 6 Abbildungen, 11 Tabellen.
X, 146 Seiten
DM 24,80
ISBN 3-540-10087-3

Infektionskrankheiten
Redaktion: O. Vivell
Unter Mitarbeit von F. Bläker, D. Feist, W. Klietmann, T. Luthardt, W. Weihmann, E. Zillessen
1980. IX, 94 Seiten
DM 19,80
ISBN 3-540-10108-X

Neuropädiatrie
Redaktion: F. Hanefeld
Unter Mitarbeit von A. Kohlschütter, H. Siemes, U. Stephani
1981. XII, 102 Seiten
DM 19,80
ISBN 3-540-10939-0

Springer-Verlag
Berlin
Heidelberg
New York

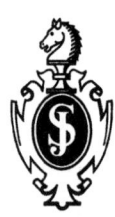

MIX
Papier aus verantwortungsvollen Quellen
Paper from responsible sources
FSC® C105338

If you have any concerns about our products,
you can contact us on
ProductSafety@springernature.com

In case Publisher is established outside the EU,
the EU authorized representative is:
**Springer Nature Customer Service Center GmbH
Europaplatz 3, 69115 Heidelberg, Germany**

Printed by Libri Plureos GmbH
in Hamburg, Germany